天下·文化
BELIEVE IN READING

健康生活 BGH171A

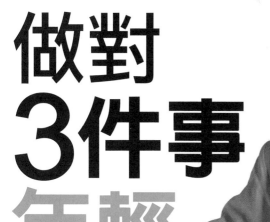

# 做對
# 3件事
# 年輕
# 20歲

## 陳俊旭博士的完全逆老聖經

陳俊旭——著

CONTENTS

# 逆老計畫，就從今天開始

　　這是我的第九本書，也是對自己來說，受益最大的一本書。因為我以前的書，都是把本身知道的知識回饋給社會大眾，而這一本卻是在編寫的同時，一方面整理歸納，另一方面進一步學習高效率的方法，協助自己逆轉老化。

　　短短的二個月，我就體會到明顯的效果。交稿之後，繼續徹底執行書中的所有方法。從撰稿到付梓前後這四、五個月，我的身體有很大的轉變：氣色紅潤、體力充沛、睡眠香甜、精神抖擻、思想靈敏，移位的肩背關節自動歸位、腰痠背痛不見了，腰腹脂肪消下去了，六塊腹肌跑出來了。之前因為睡眠不足或澱粉吃太多而產生的腦茫現象，現在也銷聲匿跡了！

　　二十幾歲服兵役時，我只能做46下仰臥起坐，現在卻

可以做100下；平蹲一開始只能蹲三秒左右，到現在已能蹲60秒；去年手臂粗是23公分，目前變成29公分，用力時甚至可達32公分。

從小就瘦弱的我，實在不敢想像自己年近半百時，居然還能恢復年輕的體能與體態，而且狀況比當兵時還更好，內心的興奮實在難以言喻！尤其近二十年來，我從事的是高度腦力的工作，很少運動，腦部雖然發達，四肢和軀幹卻愈來愈沒力，肌肉流失得相當快，身體也一年比一年怕冷，不禁心想：「如果這樣繼續下去，下半輩子如何是好？」

幸好我寫了這本書，幫了自己，也期望可以幫助大家。想要抗老化或逆轉老化並不困難，但必須要找對方法。我以前的著作在「營養」方面著墨很多，但在這本書中，我開始深入探討「放鬆」和「運動」對健康與抗老的重要性。坊間許多書籍或專家都有談「放鬆」和「運動」，但大多數並沒有命中要點。

我可以開門見山告訴大家，「腦波訓練」和「肌肉訓練」是最有效率的兩項祕密武器，能節省至少十倍以上的時間與精力！不過華人對這兩個領域普遍生疏。去年夏天我在美國開腦波班，一共訓練了40位學員，我發現華人很擅長專注，卻很不會放鬆。不少人常練太極拳，也會散步爬山，

但鮮少做重量訓練（肌肉訓練），肌肉是我們健康的存款，但會隨著年紀增長而不斷流失，如果不把肌肉練回來，光靠補品只是事倍功半！

　　鍛鍊肌肉是很辛苦的，當下要練到完全沒力、而且隔天痠痛，才是有效強度。絕大多數人不願忍受這種「痛苦」，所以，肌肉就隨著年紀增長而不斷流失。最近我遇到一位60多歲的老先生，他得了喉癌，瘦到只剩皮包骨，因而下定決心要改變飲食、敞開心胸、到健身房練肌肉，八個月後他生肌長肉、氣色恢復紅潤、體態結實，看起來比一般人還要健康。教練說：「健身房裡其他老先生都是來聊天的，只有他是玩真的。」

　　健美選手、減肥女王、抗癌勇士，一般人看到的是肌肉、身材、健康，但在我眼中，看到的是三力：洞察力、意志力、執行力。我們不管做什麼事，如果具備這三力，就容易成功。

　　很多人想要健康，我建議少吃澱粉和飲料，他說：「那是我的最愛。」我建議新鮮蔬果要占總飲食的一半，他說：「外食族很難辦到。」建議買營養品來補充，他說：「不想花錢。」建議學腦波，他說：「沒興趣。」建議夫妻互相按摩，他說：「我不會。」建議打八段錦，他說：「沒時間。」

建議去平蹲，他說：「膝蓋不好。」建議做仰臥起坐，他說：「一下都做不起來。」

　　一個人如果不想做，總會有千百個理由讓自己停留在舒適圈。如果真心想做，再困難的事也可完成，例如登聖母峰、一日雙塔、芒雕藝術、樂器演奏、特技表演、大衛魔術⋯。

　　信心薄弱的人，看到書名可能會質疑：「一個人怎麼可能年輕20歲？」當然，我並不是要把30歲的人，變成10歲的小孩子，而是要透過正確的方法，讓身體早衰的50歲，能回到30歲的狀態；讓70歲的人輕鬆恢復到50歲的體力。關鍵不在於探討書中方法有沒有效，而在於願不願意做。人類自然壽命可達到120歲，所以70歲不是老年，而是壯年，大部分生理功能應該正常運作，若是行動力減弱，就是早衰。

　　據統計，美國的醫療費用，有90%花費在人生的最後幾年。而芬蘭的佑華斯克拉市（Jyväskylä），市政府有鑑於老人花費太多醫療費用，於是撥一些經費蓋了社區運動俱樂部，聘請運動教練與物理治療師訓練社區老人，結果省下大筆醫療費用，許多老人拿著四腳拐杖走進去，後來能翻筋斗出來，身體變得靈巧、健康。這項計畫告訴我們，醫療預算

花在老年照顧是相當浪費而愚蠢的，老化不等於行動不便，更不等於生病，只要用對方法，積極抗老，我們可以老得很健康、老得很聰明、老得很有活力。

很多人想要健康、想要年輕，但只是嘴巴說一說，不徹底執行。我們需要的不是空談，而是實作。人體有很大的潛力，如果願意給它機會，用對方法，不管是早衰或生病，都可能逆轉。這本書已經把抗老、長壽、健康的精髓都寫進來了，你不必他求，也不必懷疑，只要照做就對了。當你做對這三件事，並徹底執行二個月之後，就能察覺到身體的轉變，再繼續堅持下去，必定會脫胎換骨，達到最佳的狀態。

想變年輕嗎？就從今天開始這項逆老計畫吧！

# 你想變老嗎？

「你想變老嗎？」面對這問題，我想大部分人都會說：「不想。」但是，老化是生物必經的過程。從生命延續的角度來看，生物必須老化、死亡，新生命才有茁壯、發展的空間，並沒有什麼不好。

雖然生命有長有短，但時間長短相對而言比較不重要，重要的是活得精采。有些植物壽命只有一年，到了冬天就枯萎，用種子傳宗接代；有些植物屬於多年生，甚至可以活過百年。昆蟲與動物的生命也有長有短，工蜂的壽命只有六週，狗貓的壽命大約十多年，烏龜比人還長壽，可以活一百多歲。然而，即使長壽如阿里山神木，活了幾千年也會老化，最後仍要結束。

老化是再正常不過的事情，只是大家常把老化與疾病纏身、腦力減退、體力衰退、行動不便、性功能喪失，甚至失智症聯想在一起。其實，老化不一定會有上述現象，只要用對方法，我們可以老得很健康、老得很有體力、老得很聰明。

## 人類到底可以活幾歲？

人類究竟能活多少歲？這是長久以來許多人在思考的

問題，隨著科學的進步，答案已愈來愈清楚了。根據動物學和細胞學，目前主要有三種推算方法：

## 一、生長期測算法

提出者是荷蘭解剖學家巴芳，他認為哺乳動物壽命平均是生長期的 5 ～ 7 倍。有養寵物的人可以觀察家裡的小狗小貓，通常長大之後會再活 5 ～ 7 倍的歲數。人類的生長期需要 15 ～ 20 年，由此推論人類自然壽命約為 100 ～ 175 歲之間。

## 二、性成熟期測算法

為哈爾列爾等科學家所採用，從哺乳動物壽命大約是性成熟期 8 ～ 10 倍來推算，人類性成熟期為 13 ～ 15 歲，因此自然壽命應為 104 ～ 150 歲。

## 三、細胞分裂次數乘以分裂週期時間

由美國解剖學家海佛烈克提出。人類細胞在培養皿中只能分裂 40 ～ 60 次，端粒用完，細胞就會自動凋亡，而分裂週期是三年，由此測定的人類自然壽命應該在 120 ～ 180 歲之間。

目前科學界較一致的看法是，人類應該可以活到120歲。根據金氏世界紀錄，最長壽的人是法國女性雅娜‧卡爾芒（Jeanne Louise Calment），她生於1875年，卒於1997年，享年122歲。雅娜85歲時開始鑽研擊劍，100歲時能騎腳踏車，114歲時還可以自由四處行走。

綜合以上所述，若人類的壽命可以到120歲，那麼算起來70歲該是壯年而非老年。理想上我們應該要健健康康的活到120歲，才覺得：「嗯，這輩子活了120年，夠了。」然後在睡夢中離開人世，畫下最完美的句點。然而，現實是許多都市裡面的現代人，到了70歲早已老態龍鍾，連走路都走不穩。

九年前我的書《吃錯了，當然會生病》發行時，有位學識淵博的長輩遠親買了一本，他看得很仔細，看完後不僅對我說：「你這本書寫得很好。」還提出許多很好的建議。

多年後，這位給我指教的長輩與其他親戚從很遠的地方搭飛機來，大家約好在餐廳用餐。結果七十多歲的他這次看到我，竟然說：「我好像在哪裡看過你？」糟糕了，他的記憶力衰退了，視力也大不如前，講話慢吞吞，走路也很慢，花很久時間才從停車場走到餐廳門口，並且疾病纏身。

## 身體健康，是生命發展要件

在南美洲有個國家，大家都喜歡踢足球，70歲屬於壯年組，100歲才算老年組。所以，有人70歲可以踢足球、上山下海，但有人已老態龍鍾，不良於行，這完全取決於他過去這幾十年來，怎樣使用自己的身體。

我的家族有糖尿病基因，我爸這邊是糖尿病大家族，所有叔叔、姑姑都在二、三十年前就得了糖尿病。因此逢年過節，大家見面的第一句話不是說：「恭喜發財。」而是問：「你血糖多高？」每個人不是200就是300，甚至可以高達400——這不是比財產，而是比血糖。

我太太這邊的家族也不遑多讓，大家也不用比血糖，直接看走路的動作就可以了，走得愈慢表示愈嚴重。因為糖尿病失控，導致視力退化、末梢循環障礙、心血管疾病，一大堆與糖尿病有關的後遺症都跑出來了。

糖尿病基因是會遺傳的，我和內人因為都有明顯的糖尿病家族史，常彼此勸勉：「70歲還要一起環遊世界喔！到時我們都要健健康康的，走路要夠快，不可以慢吞吞喔！」她總是回答：「好啦！好啦！我會努力。」

記得我在35歲時，有次發現自己血糖值飆到136。由於

遺傳了很強的糖尿病基因，我要是亂吃東西，血糖就會不穩定，腰腹脂肪蠢蠢欲動，大概很快就得糖尿病了，因為我爸是在39歲得糖尿病，而我的體質比較差，若是不調整飲食和生活型態，應該會更早得到。從那天之後，我開始注意血糖穩定的問題，並徹底執行自己發明的「食物四分法」，身體力行至今已49歲，血糖值果然保持正常，身材也還沒走樣。

我從個人經驗得出一個結論：**健康不是一蹴可幾的，而是需要細心維護。再優秀的基因也禁不起胡亂糟蹋；有疾病基因的人，更要懂得如何生活，才不會誘發出疾病、未老先衰。**

## ● 「保養」是健康的關鍵

先問一個問題：「一輛車可以開幾年？可以開幾萬公里？」

1993年我到美國工作，租車三個月之後，就貸款買了夢想多年的第一輛車 ——1991年分本田雅哥（Honda Accord）白色雙人跑車。這輛車開了十一年，從佛羅里達開到西雅圖，怎麼開都開不壞，開到26萬英里（約42萬公

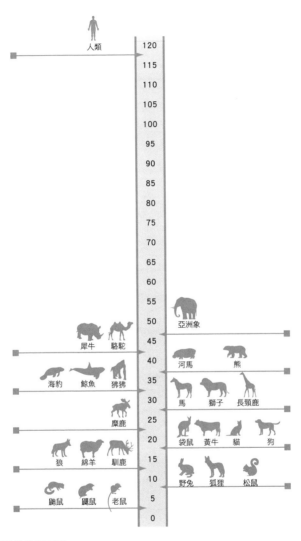

人類

120
115
110
105
100
95
90
85
80
75
70
65
60
55
50  亞洲象
45  犀牛  駱駝
40  河馬      熊
35  海豹  鯨魚  狒狒
30  馬  獅子  長頸鹿
25  麋鹿
20  袋鼠  黃牛  貓  狗
15  狼  綿羊  馴鹿
10  野兔  狐狸  松鼠
5   鼬鼠  鼴鼠  老鼠
0

■ 常見哺乳動物壽命圖

里），它還是不壞。後來因為我2004年要舉家回臺，只好賣給一個朋友，心裡還有點不捨。

開了26萬英里都不會壞，關鍵是什麼？其實就是開車習慣正確，而且定期更換「五油二水」，時間到了就換機油、方向盤油、正時皮帶……各種小保養、大保養，該做的時候就去做。

臺灣鄉下有件真人真事：一位土財主買了輛賓士車，開了三年後要賣，車廠檢查車況時發現不對勁，問他是不是沒換機油？他納悶的回答：「車子要換機油嗎？我以為車子只要加汽油就好。」這聽起來有點令人啼笑皆非，真不曉得是該說那輛賓士很耐開，還是這個人很幸運？我從這故事看出的道理是：一輛車三年沒換機油，遲早會出問題，車子一定會提早報銷。

言歸正傳，請問你的身體有沒有「換過機油」？你有好好照顧自己的身體嗎？各種小保養、大保養做了沒有？我們通常會定期花幾千、幾萬元，將車子送去車廠做大保養，但你會花同樣的錢去保養身體嗎？很遺憾，大部分的人是不會這樣做的，通常都和上面故事的土財主一樣，買一輛賓士車就給他開到壞掉，不知道要換機油，不知道要做保養。

我近年來開始有白頭髮，即將步入中年，因此也十分

關心「老化」這個議題，所以本書不只是和讀者分享如何「抗老化」、「逆轉老化」，也是自我勉勵，因為這是每個人遲早必須面對的議題。希望你看完書後，能了解保養的重要性，並懂得如何為身體做小保養、大保養或零件更換。相信只要照著書上的方法做，人人都可能健健康康、快快樂樂、不生病活到120歲。

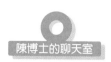

# 皇帝為何都不長壽？

中國幾千年來的皇帝都不長壽，從秦始皇開始算，只有四位皇帝超過八十歲。

第一位是梁武帝，85歲，他吃齋念佛。第二位是武則天，81歲，她是女性。第三位是宋高宗，80歲，患嚴重陽痿。第四位是乾隆皇，89歲，他文武雙全，多次下江南。

為什麼皇帝享有全國最好的醫療資源，卻不能長壽呢？我認為原因有四：

一、後宮佳麗三千。

二、飲食精美。

三、四體不勤。

四、壓力太大。

# 人為什麼會老？

## ● 你初老了嗎？

2011年有齣偶像劇叫「我可能不會愛你」，我們家小孩很喜歡看，故事女主角是位三十多歲的上班族，她無意間發現自己好像開始變老了，於是「初老」這名詞就開始流行起來。

怎麼知道自己是不是初老了呢？不妨看看你是不是有以下狀況：

■ 愈來愈多同事在你名字後加個「哥」或「姊」，或是叫你「叔叔」、「阿姨」。明明帶著兒子逛街，人家卻說：「哎呀，你真好啊！帶『孫子』出來逛街呢！」（我真的看過實例，女性特別在乎這件事）。

■ 莫名其妙一大早就醒過來，以前很想睡懶覺，現在卻跟太陽比早起。

■ 現代流行歌曲都不會唱（時代一直在進步，最近我都和自家小孩一起聽流行歌 —— 都是一些又唱又跳的歌，才沒有落伍，不然我還停留在鄧麗君、披頭四的時代）。

■ 以前煩惱青春痘，現在煩惱皺紋與白髮，開始注意護膚保養品，甚至開始染頭髮。

■ 新朋友的名字轉身就忘（這個問題，我好像一直都有，臉和名字老是連不起來）。
■ 報紙上的小字愈來愈看不清楚，不得已只好配戴老花眼鏡或多焦距眼鏡。
■ 吃完晚飯後，坐在沙發上看個電視，不知不覺就睡著了。
■ 肚子上那一圈 —— 有人叫鮪魚肚、啤酒肚、游泳圈、腰腹脂肪、中廣身材，反正就是那一圈肥肉，愈來愈大。
■ 運動一下就喘得要命、累得要死。
■ 記憶力變差，老是找不到鑰匙、找不到眼鏡；或是戴著眼鏡找眼鏡，鑰匙放在口袋裡，卻到處找鑰匙。
■ 常感覺到自己那個年代的人，好像又少了一個。不管是電視明星或歌星，甚至同班同學，怎麼開始有人走了？有位100歲的老先生曾與我分享，他認識的人都過世了，只剩他一個，沒人跟他一樣長壽。人活到100歲沒有親戚、沒有朋友，好像有點孤獨，聽起來滿淒涼的，希望大家都能和親戚好友一起活到100歲。
■ 以前糟蹋身體，現在被身體糟蹋。

　　以上這些現象，都可稱為「初老」。

## ● 各大器官的老化症狀

　　上面所說的是外表看得到的老化，但體內的老化又是如何呈現的呢？人體各大器官運作幾十年之後，如果保養不當，必定會早衰，以下就是常見各大器官的老化症狀：

### 大腦老化

　　記憶力減退、反應變慢、腦茫。

　　所謂腦茫（brain fog），就是頭腦霧煞煞、注意力不能集中、沒辦法認真思考⋯⋯這問題在血糖不穩和熟睡不足的人身上非常明顯。我在睡眠不足加上吃太多澱粉時，偶爾也會有這種情況，因為我的糖尿病基因很強，要不是採用控制糖尿病的飲食和作息，我大概35歲就得到糖尿病了。

### 皮膚老化

　　皺紋、彈性變差、皮膚變薄、乾癢、老人斑開始出現、痣愈來愈多。

　　尤其常熬夜的人，皮膚老化特別快，所以有人說要「睡美容覺」就是這個意思，因為優良的睡眠品質，能延緩皮膚老化。

## 腸胃老化

胃口變差、食量變小、常常消化不良、腹脹。

如果你有這些症狀，很可能腸胃器官已經開始老化，很多現代人到了40歲，就開始感覺到腸胃消化功能變差。

## 肝腎老化

解毒功能變差、酒量變差、對環境汙染的耐受力愈來愈差、吃西藥的副作用愈來愈明顯、搭飛機或長途巴士兩腳動不動就水腫、頻尿，半夜起來小便好幾次。

肝腎是人體最重要的二個排毒器官，現代環境與飲食由於毒素充斥，導致現代人肝腎真的很差，臺灣人的肝腎老化得特別快，肝炎人口好幾百萬，洗腎率更是世界第一名。

## 胰臟老化

胰島素開始分泌不正常、血糖不穩定、消化酵素不夠。

這些是胰臟累了、老了的症狀，要讓它好好休息、修復。少吃精製澱粉能讓胰臟的 β 細胞（胰臟內負責分泌胰島素的細胞）休息，補充酵母鉻和武靴葉可以進一步修復 β 細胞；補充消化酵素能讓胰臟休息，補充某些營養品

（如催化牛蒡）可以喚醒消化酵素的分泌。

## 肌肉老化

肌肉鬆弛沒力氣、肌肉萎縮、沒耐力、爆發力不足、彈性不夠、肌腱韌帶容易拉傷。

有個一秒鐘就能測出體能狀況的簡單測試 ——「掐捏大腿」，不是吃女生豆腐的那種摸大腿，而是用整個手掌握住大腿，看肌肉張力如何，大腿肌肉愈結實，表示身體愈好、愈年輕；若大腿肌肉鬆垮垮的，表示體力變差、身體已老化。肌肉老化是個很重要，卻容易被忽視的問題，我在第三章將詳細介紹與提出逆轉方法。

## 關節老化

走路會發出喀喀聲或疼痛、動不動就哪裡痠痛、韌帶肌腱常拉傷。

這些都是關節老化的問題，這可能是軟骨變薄或硬骨疏鬆。骨質疏鬆的人關節容易痠痛，也容易發出聲音。我的老本行是復健，臺大畢業後到美國工作，在西雅圖的復健中心工作時，看到很多老人家換人工髖關節或人工膝關節。

我發現美國老人骨質流失非常嚴重，很可能和乳製

品、糕點、甜食吃太多有關，導致體質偏酸、骨頭裡鈣質迅速流失。有一位病人是和小狗相依為命的老太太，她遛狗時因為被狗拉著跑，結果人撞到電線桿，髖關節居然就這樣碎了，所以就要換人工髖關節，來做三個月的復健。在美國類似這樣的案例非常多。

## 眼睛老化

視網膜病變、黃斑部病變、乾眼症、飛蚊症、青光眼、白內障、老花眼。

現代人因為用眼過度，眼睛普遍提早老化，尤其近幾年來，低頭族愈來愈多，大家沒事就在低頭滑手機、看平板、打電腦，眼睛老化的年齡層急劇下降。

2015年我美國的診所來了個病人，31歲的他竟同時有青光眼、白內障、黃斑部病變，眼科醫生還檢查出黃斑部上有脂肪囤積。我發現臺灣和大陸的醫院就像菜市場一樣，人滿為患，尤其是眼科，真是嚇我一大跳，整個大排長龍，而且年輕人特別多。現在年輕人動不動就視網膜剝離、黃斑部病變，為何這麼嚴重？都是滑手機造成的，**尤其在黑暗中滑手機最傷眼**！這些人年紀輕輕就要做視網膜雷射手術，那以後漫長的歲月要怎麼辦？

別擔心，自然醫學對於眼科很有一套，療效相當令人滿意，對乾眼症、青光眼、視網膜、黃斑部、飛蚊症都有效果，而且幾乎沒有副作用，也不會痛。

　　我曾治療過不少飛蚊症病人，飛蚊症其實就是眼睛老化的早期症狀，我的任務就是把殘影從鴿子大變成麻雀大，然後再變成蚊子大，最後變不見，這是病人親口告訴我的。另一個白內障的病人本來要開刀，結果在我診所治療三個月後，醫生說不用開刀了。

　　我也成功逆轉過糖尿病患的視網膜病變、黃斑部病變，眼科醫生都覺得不可思議，因為本來預測會一直惡化下去的，雷射手術都幫不了忙。我本身的乾眼症，以及在加州花粉熱引起的過敏性結膜炎，也都用自己的方法治癒。這些方法我都會在書中介紹。

　　眼睛是靈魂之窗，是要使用一輩子的，非常珍貴，千萬不要讓它提早老化！


　　看完這麼多老化的症狀，接下來我們要思考的是：「人為什麼會老化？如果我們了解老化的成因，是不是就能減緩或逆轉老化呢？」

　　科學家對此議題非常感興趣，目前已提出至少一百種

解釋老化成因的理論，如：端粒變短、基因不穩定、荷爾蒙時鐘、免疫衰退、發炎、廢物累積、幹細胞數目、零件耗損、粒線體氧氣代謝、交叉連結的蛋白質造成損傷、DNA損傷等[1]。本章我將分別介紹幾種最新、運用最廣的理論。

---

註1　Jin K, *Modern Biological Theories of Aging,* Aging Dis. 2010 Oct; 1(2): 72–74.

# 端粒消失了

## ● 端粒是人體內的「月票」

在還沒有悠遊卡的年代，通勤的學生都會買月票，每搭一次公車，車掌就會剪掉一格，剪到最後沒有了，這張月票就作廢了。

其實人類的細胞也有類似的「月票」，它的正式名稱叫做「端粒」，位在染色體的尾端。每當細胞分裂一次，端粒就剪掉一格，剪到最後沒端粒了，細胞就自動死亡。

既然細胞內是由染色體控制老化的速度，是否表示即使細胞和器官老化了，只要用對方法，修補染色體，就可以恢復年輕？科學莫非已進步到快要能成功逆轉人類老化了呢？有人可能會質疑：「如果真的可以逆轉老化，那應該得

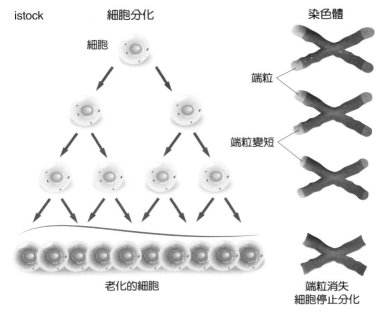

istock 　細胞分化　　　　　　　　染色體

細胞

端粒

端粒變短

老化的細胞

端粒消失
細胞停止分化

■ 隨著年齡增長，細胞分裂愈多次，端粒就愈短。

諾貝爾獎了！」的確，2009年諾貝爾生理醫學獎，就是頒發給有關「端粒酶」的研究[2]。

　　「端粒酶」的其中一個作用，就是把被剪掉的端粒「補回來」，就像月票被剪掉一格之後，再用膠水把它黏回來一

註2　Press release: The Nobel Prize in Physiology or Medicine 2009. Nobelprize.org. Available online at: http://www.nobelprize.org...2009/press.html. Accessed October 8, 2013

般。這張月票就永遠像新的一樣，可以一直使用下去。也就是說，只要搞定「端粒酶」，細胞就可以長生不老！

## 🌱 年輕的關鍵 —— 端粒

2011年，哈佛大學發表了一個實驗，對象是本來早衰、疲憊，虛弱不振、器官萎縮、毛髮稀疏、蒼白、不孕、皮膚炎、提早死亡的老鼠，實驗方法就是把某種「端粒酶活化物」注射到老鼠皮下。

一個月之後，團隊發現老鼠的大腦體積增加、認知能力進步、毛髮恢復年輕色澤、生育能力恢復、各大器官（睪丸、脾臟、肝臟、腸道）功能都恢復了。

透過實驗，那些老鼠的端粒又長回來了，原本老態龍鍾的「老」鼠變成朝氣蓬勃的「年輕」鼠！這是人類有史以來，第一次改變哺乳動物的染色體構造，進而成功逆轉老化的實驗，意義非凡[3]！不過奉勸讀者先別急著去嘗試「端粒酶活化物」，因為人體實驗尚未成功，弄不好可能有激發癌症的副作用。

愈來愈多的研究證實，端粒酶會受「壓力、毒素、飲食、作息、運動」五個影響而被抑制。這也是我在2007年

出版的《吃錯了，當然會生病》（新自然主義出版）提出的「影響健康五大因素」。其他研究也證實，端粒會受到壓力、抽菸、肥胖、缺乏運動、錯誤飲食等因素影響而快速變短，因而加速老化[4567]。反過來說，**如果懂得紓壓、戒除壞習慣、控制體脂肪、保持肌力、適度運動、正確飲食、補充特定營養素，端粒酶就會被活化，使端粒延遲變短，不僅抗老，甚至逆老**[8]！

我寫這本書就是要告訴讀者，如何用最新、最有效、最天然的方法，保持「月票」的完整性（延長端粒）。只要願意努力，就能在二個月內見證到逆轉20歲的奇蹟。

註3　Jaskelioff M, et al. *Telomerase reactivation reverses tissue degeneration in aged telomerase-deficient mice.* Nature. 2011;469:102-107. 2-1 Sahin E, DePinho RA. *Linking functional decline of telomeres, mitochondria and stem cells during ageing.* Nature. 2010;464:520-528.

註4　Blackburn EH, Epel ES. *Comment: Too toxic to ignore.* Nature. 2012;490:169-171.

註5　Eisenberg DTA. *An evolutionary review of human telomere biology: the thrifty telomere hypothesis and notes on potential adaptive paternal effects.* American Journal of Human Biology. 2011;23:149–167.

註6　Aubert G, Lansdorp PM. *Telomeres and aging.* Physiological Reviews. 2008;88:557–579.

註7　Ornish D. *Effect of comprehensive lifestyle changes on telomerase activity and telomere length in men with biopsy-proven low-risk prostate cancer: 5-year follow-up of a descriptive pilot study.* The Lancet Oncology. 2013;14(11):1112-1120.

註8　*Mediterranean diet and telomere length in Nurses' Health Study: population based cohort study.* BMJ 2014;349

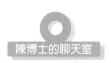

# 抗老化療法讓藥廠沒錢可賺

　　截至目前為止，大約有將近一萬篇探討「端粒」的學術論文，但為什麼這麼多、這麼重要的訊息，一般人卻不知道呢？想一想，誰最不想看到「人類可以成功抗老化」這個榮景呢？答案是「藥廠」。因為一旦人類延緩老化、不易生病，藥廠的生意很可能會一落千丈，沒錢可賺，這也難怪藥廠為何閉口不提「抗老化」的議題，也不希望大家知道。

　　此外，告訴你一個好消息，美國已成功開發出人類的「端粒檢驗法」，透過抽血，我們就能得知端粒的長短，了解自己身體老化的程度。進行二個月抗老化療程之後，再去做一次端粒檢驗，前後比對檢驗結果，就能客觀驗證該項抗老化療程是否有效。

# 破壞大於建設

　　每個人都會變老，但老化的速度因人而異。你是否看過某些人明明30歲，看起來卻像50歲一樣蒼老？而有些人雖然50歲，看起來反而像30歲一樣年輕？道理其實很簡單，可以用「蓋房子」來比喻。

　　我們的身體就像一幢房子，但又有點不太一樣。現實生活裡的房子從蓋好的那一天就開始逐漸老化；但人體則不然，蓋好之後隨時在「拆房子」與「蓋房子」，拆房子就是破壞，蓋房子就是建設。

　　看完這本書之後，很多內容都忘記了沒關係，但一定要記得「破壞」和「建設」。檢視你的周遭，加總起來，看看誰大於誰，就這麼簡單。**若是破壞大於建設，就會加速老化；如果破壞小於建設，則延緩老化，甚至可以逆轉老化。**

一般人通常都是破壞大於建設，所以老化速度很快。

　　重點來了，我們做哪些事情是在破壞身體？做哪些事情則是建設身體？

## 人體內有哪些破壞？

### 自由基

　　不管是外來的空氣汙染、紫外線、環境荷爾蒙、農藥、食品添加劑，還是體內細胞粒線體進行產能反應，都會導致體內自由基增加。

　　體內自由基若沒有受到足量的抗氧化劑（如維生素C）控制，就會對細胞膜產生破壞，不但會加速老化，也會導致各種慢性疾病。自由基若進入細胞核，就會破壞DNA，導致細胞突變，癌細胞就因此產生。

### 毒素

　　工廠廢水、焚燒廢棄物、工業用界面活性劑、塑化劑、黑心食品、非法食品添加劑、新裝潢的揮發性化學溶劑、新傢俱的甲醛、染髮藥水、烤箱清潔劑、補牙用的汞齊、輻射汙染……日常用品充滿了各式各樣的毒素，時刻

都在侵犯我們的身體，甚至腸道裡的壞菌也會產生毒素，從大腸回收，透過血液循環將毒素帶到身體各大器官。

許多人工藥物、體內荷爾蒙，在肝臟解毒過程中，也會產生毒性超強的中間產物，若缺乏足量的抗氧化劑保護，就會損傷肝臟或其他器官。乳癌很可能就是環境毒素和體內荷爾蒙代謝的中間產物所致。現代人肝臟比原始人忙碌好幾百倍，身體難以招架，加上睡眠不足，壓力又大，所以各式疑難雜症和癌症就因應而生。

## 死亡荷爾蒙

我們身體會分泌一種荷爾蒙叫做「腎上腺皮質醇」，又被稱為「死亡荷爾蒙」。腎上腺皮質醇分泌愈多，人體就愈接近死亡。如果能弄清楚這個東西，找出對策減少分泌，就能遠離死亡，活得健康。

## 糖化蛋白

當糖分和蛋白質在特定環境下碰在一起，就會互相結合，變成不可逆的糖化蛋白。日常生活中常見的就是烤麵包，因為麵團裡含有糖分和蛋白質，只要進烤箱就產生反應。人體的微血管若一直泡在糖水裡，就會加速老化，糖尿

病的末梢血管神經病變就是這樣來的 —— 因為長期血糖失控，末梢產生「糖化蛋白」，因而失去原有的功能。

從2012年開始，美國糖尿病學會公布，糖尿病的檢測不能光看血糖，更要參考糖化血色素（HbA1c），只要數值大於6.5，就表示得了糖尿病。意思是紅血球上的血色素（成分是蛋白質）有6.5%已經糖化，而數值愈高表示愈危險。糖化血色素的正常值應該保持在5左右，若數值在5.7～6.4之間，就屬於糖尿病前期，必須用自然醫學的方式積極治療，否則就會開始對身體造成破壞。

所以，為什麼有些老人走路很慢、視力退化、這裡難受、那裡又不行？答案就是因為「血糖失控」，末梢長期泡在糖水裡面，產生一堆糖化蛋白，堆在眼睛就失明，堆在腎臟就要洗腎，堆在雙腳就得截肢。其實糖尿病不可怕，可怕的是這些糖化蛋白引起的併發症。

## 人體內有哪些建設？

### 充足營養素

You are what you eat！你吃什麼就變成什麼。吃垃圾食物就變成垃圾身體，吃充滿生命力的天然食物，就有充滿生

命力的身體。

　　一個人要存活，必須攝取約90種微量營養素，其中60種是礦物質。但是你知道嗎？玉米只要吸收六種礦物質就可以長大，也就是說，用化學肥料餵養長大的玉米，看起來塊頭很大，但營養可能嚴重不足。所有大規模經濟作物都有這個問題，虛有其表，沒有內涵，只是「空卡路里」，也就是空有熱量，但沒有足夠的營養。除非農民注意土壤的微量元素，或是用自然農法或有機種植。

　　我認為現代社會很多人營養不良，有人聽到這句話會抗議：「不對啊！現在是營養過剩喔！」但我是指**現代人在「巨量營養素」（碳水化合物、蛋白質、脂肪等）方面營養過剩；但在「微量營養素」（礦物質、維生素、植物生化素等）方面則是營養不良。**

## 愉悅的情緒

　　You are what you think！你認為自己快樂，就會快樂；你認為自己不快樂，就會不快樂。你認為自己健康，就會健康；你認為自己不健康，就會不健康。這是很廣大、很深奧的議題，情緒這問題一旦打開之後，就像美國人俗話說的「A can of worms」，很多人不想面對，處理起來必須具備勇

氣與決心，茲事體大，三天三夜都說不完，將來有機會再寫一本專講情緒的書。

人類因為有思想、意志、情感，所以很麻煩。**一個人的思想、意志和情感如果正面發展、受正面教育，他的人生就會多采多姿、和樂融融；如果是受錯誤教導、處於錯誤環境，就會非常混亂甚至痛苦。**

我的高中國文老師常對全班同學說：「人生苦短。」我生性樂觀，一直不相信這句話，如今回憶起來才發現，這是因為他的思想、意志、情感是很苦的，但如果他接受了正面的思想與訓練，人生就是多采多姿、充滿希望的。

可惜今天大部分的人沒有接受正確的訓練，甚至家庭常給我們錯誤的訓練，必須靠自己摸索。現代化社會都是經濟導向，只有少數地區或國家是精神導向，曾被評為亞洲最快樂國家的不丹，政府向來注重的不是GDP（國民生產毛額），而是GNH（國民幸福指數）。從前不丹的GDP才2000美元，約為臺灣的十分之一，但每個人都很快樂。

曾經有位美國記者採訪一位不丹年輕人，問他：「你為什麼這麼快樂？」年輕人回答：「我有家人陪伴我，有房子可以住，有三餐可以吃，為什麼不快樂？」這真是一個很好的回答，值得我們省思。

不過話說回來，自從不丹2008年積極對外開放以來，人民開始擁有電視、手機、電腦，但生活卻愈來愈不快樂。當地酗酒、吸毒、精神病患人數激增，以前不曾聽聞的竊盜、搶劫變得愈來愈多。這一切在在證明，現代化社會帶來的物質誘惑，對純樸的心靈實在衝擊太大。其實這也就是孔子說的：「不患寡，而患不均。」

## 睡眠足夠與香甜

睡眠很重要，但大多數人都不會睡覺。怎麼說？根據統計，全臺灣總共有450萬人有睡眠障礙，這是指「想睡而睡不著」的失眠人口，若是把「該睡而不去睡」的熬夜人口加進去，人數更可觀。調查指出，臺北市高達12%的高中生，每天睡眠不到五小時。人類平均睡眠時間是八小時，若只睡五小時，修補時間嚴重不足，身體一定會出問題。

現代人作息有兩件事做錯了：**第一，睡太少了；第二，睡錯時間了。**

基本上，人類的作息應該和大自然裡其他的晝行性動物一樣，「日出而作，日落而息」。我們可以做一個實驗：在太陽下山之後，室內不要開大燈，大約二小時以內眼皮就會變得很重。這是因為環境變暗之後，大腦的松果體就會分

泌褪黑激素，讓人很想睡覺，這是大自然的規律。

　　不過現代有多少人能這麼幸運，可以在太陽下山二小時內睡覺？人類靠著自己的聰明，以各種方式和大自然作對，每個人在太陽下山後馬上開燈，到處燈火通明，視野範圍就像白天，褪黑激素無法分泌，於是可以繼續醒著。現代人運用違反大自然的方式，強迫自己醒著做家事、看電視、工作、逛街、寫功課、上網，等到深夜了，逼不得已才上床睡覺。如今能做到隨著太陽作息的人，應該幾乎絕跡了。

　　如果隨著太陽作息，人類的睡眠時間至少會有8～9小時。科學研究也證實，人類的平均睡眠時間是八小時，有些人需要多一點，例如我一位同學每天要睡十小時，否則就會生病；有人需要少一點，聽說拿破崙每天都只睡四小時，但我覺得他可能是因為壓力太大而睡不著，根據考證，他可能死於嚴重胃潰瘍或胃癌，可見這種作息很不健康。

　　除了每天睡八個小時，睡眠有沒有涵蓋「黃金四小時」也是重點。從晚上十一點到凌晨三點是最為重要的四小時，每天睡眠一定要涵蓋這四小時。平常晚上十一點入睡的讀者不妨做一個實驗，熬夜到凌晨三點再上床睡覺，睡到上午十一點（一樣睡滿八個小時），看看起床後的感覺會是怎樣？一定會很不舒服，整個人疲倦、煩躁、反應變慢、腦筋

不能專注，這就是睡錯時間的最好證明。

　　所以，現代人即使做不到天黑就上床睡覺，至少也要在晚上十一點前入睡。如果每晚十一點入睡，睡足八小時，而且沒有光線、聲音的干擾，也不要打鼾，基本上醒來時的精神都會很好，而且白天不會想睡覺。

　　很多上班族或學生容易在白天打瞌睡，不論是在開車、上課、看電影、聽簡報、聽演講、搭公車或捷運，**只要會不由自主打瞌睡，就表示你欠了一屁股的「睡眠債」**，過去這些日子的睡眠不夠或品質不好，因為正常人是不會打瞌睡的！這些人一定要開始補眠，例如週末睡久一點，或是平時早一點入睡。要等補眠到白天不想打瞌睡了，甚至強迫自己在白天睡覺都睡不著了，才算是還清了睡眠債。如果不補眠，長期睡眠不良，最後勢必要付出嚴重的健康代價。

## 其他建設

　　以上是最基本的三項建設，其他如促進腸道、腎、肺、皮膚的排毒功能；活化肝臟解毒功能；喝足量的抗氧化水；適度的正確運動；保持血液循環順暢；維持體液在弱鹼性等，都是重要的建設，我會在後面的單元詳述。

# 自由基理論

## 三代自由基理論

人為什麼會老化？最廣為被接受與應用的觀念，就是「自由基理論」。自由基（free radical）是一些具有不成對電子的物質，破壞性很強，會損害細胞與組織，引起疾病和加速老化。洗衣服加漂白水、游泳池加氯，目的就是用自由基殺菌。自由基理論可以清楚解釋細胞如何受損，如果能適度控制體內自由基，就能維持健康，延緩老化。自由基理論誕生以來，曾經歷三個階段的發展，以下簡略說明之。

### 第一代自由基理論

1956年，哈門醫師（Denham Harman, PhD, MD）提

出，老化是因為自由基進入細胞，破壞了細胞內的核酸、脂質、蛋白質、糖分，導致細胞受損，漸漸無法順利運作而死亡[9]，其中核酸是DNA的主要成分，所以他認為：「DNA受損是老化的主要原因。」

自由基的來源，可以是抽菸、紫外線、輻射線、毒素、煎炸燒烤的食物、壓力、缺乏睡眠等。哈門醫師也提出，人無法停止身體老化，但如果體內存有足夠的抗氧化劑，就可以中和這些自由基，大大減少細胞的損傷，或許可以減緩老化。研究證實，在飼料中添加抗氧化劑，實驗室老鼠可以恢復年輕的外觀與體能。

## 第二代自由基理論

1978年，納吉醫師（Imre Nagi, MD）發現，自由基不是跑到細胞裡去傷害DNA，而是在外面傷害細胞膜，因此提出DNA損傷不是老化的原因，老化是因為細胞膜受損。一旦細胞膜損傷，營養就進不來、廢物也出不去，將會造成細胞脫水，以致細胞凋亡，這就是老化或生病的成因。

---

註9　Harman D. *Aging: a theory based on free radical and radiation chemistry.* J Gerontol. 1956;11:298–300.

所以，納吉醫師將自由基看得更清楚了，並且把重點放在細胞膜上。他根據第二代自由基理論，提出要使用一些維生素，尤其是維生素E、維生素A等脂溶性維生素，把受損的細胞膜修復（因為細胞膜的成分是脂質），讓它不要發炎、老化。

## 第三代自由基理論

不過，第二代理論還不是很正確。等到第三代理論出現以後，才知道原來身體所有的抗氧化劑是互相幫忙的，這就是派克博士（Lester Packer, PhD）提出的「抗氧化劑網路」（antioxidant network）。人體內的抗氧化劑有好幾百種，但只有五種屬於抗氧化劑網路：維生素C、維生素E、穀胱甘肽（glutathione）、硫辛酸（lipoic acid）、輔酶Q10（Co Q10）。

抗氧化劑網路的意思是，這些抗氧化劑之間會互相還原，也就是說不一定要吃維生素E或維生素C才行，吃硫辛酸或輔酶Q10也可以。這就好像一群年輕人在打籃球，球傳來傳去，最後是誰把球投進籃並不重要，因為都可以得分。

這就是為什麼我大力提倡維生素C，但比較少講維生素

E的原因，因為維生素E是脂溶性，吃太多會有毒性，而維生素C是水溶性，吃過量身體會自動排掉，不會累積，也沒有毒性。穀胱甘肽雖然也是重要的抗氧化劑，但是不能用吃的，因為吃進去會被胃酸破壞，不過可以用噴或打針的形式，能快速緩解氣喘。

## 肝臟解毒，消除自由基

　　肝臟是人體最重要的解毒器官，解毒過程分為第一與第二階段，而兩大階段解毒功能的強弱則因人而異。

　　通常喝咖啡容易睡不著的人，他的第一階段解毒功能偏弱，所以咖啡因進入身體後，無法進入第一階段被代謝掉，於是停留在血液中，引起持續性的興奮作用，讓人睡不著，甚至心悸。由於毒素很難進入第一階段解毒，因此容易以原形囤積在體內。換句話說，這種人很不會排毒，同樣吃到毒素，就是比別人會中毒或出現明顯的不適反應。

　　另一種人喝了咖啡後，並不影響睡眠，表示他的第一階段很強。有人會問：「所以第一階段解毒快，表示這個人比較健康嗎？」也不盡然，因為第一階段快，但第二階段太慢，中間產物逗留太久或囤積太多，就會以自由基的方式損

傷細胞，這是老化、發炎、癌症的重要成因之一，也是一般常見毒素破壞身體的方法。

第二階段解毒功能簡言之，就是把毒性強的「水溶性中間產物」轉為無毒的「水溶性終端產物」，第二階段功能的強弱，可以用美國正統自然醫學和功能性醫學的科學方式檢驗，由於內容過於專業，在此就不多述。如果一個人兩大階段都很強，就很容易把毒素解掉，就算吸到新油漆、新傢俱、新地毯、新衣服散發出來的化學揮發性溶劑，也很快就能代謝掉，不會不舒服。若第二階段比第一階段弱，那就很容易囤積中間產物，比較可能得到癌症。

總之，肝臟解毒能力每個人都不一樣，不同生活環境、工作、飲食習慣，以及接觸到的毒素種類與總量也不盡相同。想要延緩老化，避開毒素、加強肝臟解毒功能都是必備的動作，至於該如何執行，我在第三章會詳細介紹排毒的方法。

## 補氣可以減少自由基

前面都是從西方生理學來看老化，若從中醫角度來看，老化的原因是什麼呢？其實，中醫說的氣虛、血虛症

狀，都容易讓身體快速老化，所以要進補。氣虛要補氣，血虛要補血，補血首推四物湯、歸脾湯，那補氣要用什麼來補呢？

中醫裡補氣最常用的方子是四君子湯，常用中藥首推人參、花旗參、黨參和黃耆等。此外，我在後面的單元還會介紹另一個祕密武器 —— 催化牛蒡，它的效果不輸人參、花旗參，卻屬於食品，沒有副作用。還有一個補氣聖品，既不是營養素也不是中藥，而是練身心運動，如八段錦、太極拳、氣功等。我高中時有一位四十多歲的英文老師，他每天練氣功，不但精神飽滿、聲音洪亮，臉上肌肉就像嬰兒一樣有彈性，完全沒有皺紋或老化的跡象，這是因為他的氣很足，老化得很慢。

其實，氣是看不到的，是一種能量的表現，凡是可以讓身體自由基減少，或是使荷爾蒙更有效率，都是補氣。從這角度來看，維生素C、硫辛酸就是物質上的氣，因為它們會讓身體的粒線體產能提高，使細胞因為養分容易進入，廢物容易出來而變健康，自然能讓人精神、體能變好，也可以活得比較久。

# 死亡荷爾蒙過多

## ◦ 什麼是死亡荷爾蒙？

　　人隨著年紀增長，全身荷爾蒙逐漸減少，然而有一種荷爾蒙卻愈來愈多。這種荷爾蒙分泌愈多，身體就愈接近死亡，到底是什麼荷爾蒙這麼恐怖呢？答案是「腎上腺皮質醇」（cortisol）。

　　腎上腺是腎臟上面的三角形構造，它的主要任務就是分泌好幾種荷爾蒙，其中一種叫做腎上腺皮質醇，又叫「應急荷爾蒙」（rescue hormone），在緊急情況時會大量分泌增進人的應變能力。在原始的大自然草原上，看到老虎來了，為了活命要趕快逃跑，這時人體內會分泌大量的應急荷爾蒙，激出爆發力，跑得比平時快很多。我曾在報紙上看到幾

則新聞：某次火災，一個人把他家的冰箱扛了出來，事後納悶自己哪來這麼大的力氣？又有一次，有個人在車禍現場拯救壓在輪胎下的親人，竟徒手把車抬起來！人在緊急狀況時產生出強大的力氣，就是因為腎上腺皮質醇分泌的緣故。在這種情況下，我們顧不了會不會傷到膝蓋、會不會肌肉拉傷。

應急荷爾蒙顧名思義，本來就是在緊急時才使用，平時可不能隨便亂分泌，因為分泌太多，反而會對身體造成傷害。在原始生活裡，人們難得看到老虎一次，地震、火災、打仗也不是天天有，所以應急荷爾蒙偶爾才會分泌。然而，現代生活就不一樣了，學生遇到考試要分泌、快遲到了要分泌、員工看到老闆要分泌、上臺報告要分泌、與同事勾心鬥角要分泌、回到家看到太太也要分泌（如果太太很凶的話啦）、小孩不乖也要分泌……一天到晚都在分泌，又不好好睡覺，也不補充營養。

如此大量分泌，有二個問題。第一，太浪費了，腎上腺荷爾蒙是很寶貴的東西，難得製造出一點點，還把它大量分泌消耗掉，就像每個月才賺一點點錢，卻一直買 LV 名牌包、換新手機。第二，會造成傷害。腎上腺賀爾蒙的確有應急的好處，但是也會造成負擔，使身體快速衰老。所以，想

要延緩或逆轉老化的關鍵，就是摸清楚腎上腺的脾氣，讓它少分泌一點、有彈性一點。

## ☼ 腎上腺的反應作用

　　腎上腺皮質醇為了讓身體應付緊急狀況，會有以下作用：血糖上升（讓身體有足夠能量，不會低血糖昏迷）、胰島素上升（把血糖送進肌肉細胞裡面使用）、血壓上升（加壓血液，以確保送到末梢血管）、壓抑免疫系統（所以連續幾天下來容易感冒）、分解庫存的養分（燃燒肝醣、蛋白質、脂肪，所以會變瘦）、抑制骨質形成（長久會造成骨質疏鬆）、刺激胃酸分泌（胃口變好，但也好發胃潰瘍）、關閉生殖功能（性慾下降、晨勃減少、不孕、流產）、提升肝臟解毒功能（幫忙代謝體內荷爾蒙與廢物）。

　　通常年輕人的腎上腺皮質醇很有彈性，在緊張忙碌過後喘口氣，休息一下消除壓力，幾個小時內就下降到正常水準，但老年人本來腎上腺皮質醇就分泌較多，而且即使壓力已經消除，分泌量還是居高不下，需要好幾天才會降下來。由此看來，老人家對壓力的調適比較僵化，這種結果更容易造成老化與死亡。

## ⁘ 長期大量分泌腎上腺皮質醇的傷害

　　若是人體內的腎上腺皮質醇濃度長期過高，將會導致一系列的傷害，如腦細胞死亡（記憶力減退、反應力變差）、腦部萎縮（各種腦部功能退化，甚至平衡與協調變差、情緒改變）、其他器官萎縮（供血不足）、傷害免疫系統（易感冒或導致癌症）、肌肉減少（蛋白質被分解）、皮膚變薄（膠原蛋白被分解）、骨質疏鬆（抑制骨質形成）、血壓上升（末梢血管收縮，心臟必須加壓才能把血液送達）、血管脆弱（維生素C缺乏，引起結締組織脆弱）、消化道潰瘍（胃黏膜變薄、胃酸增加）、糖尿病（血糖上升與胰島素抗性）、代謝症候群（高血壓、高血脂、高血糖、腰腹肥胖）、脂肪囤積（胰島素分泌）、不舉或月經稀少（生殖系統停擺）。

　　你有沒有聽過「過勞死」這個名詞？其實這就是大量腎上腺皮質醇長期分泌的結果。為什麼新竹科學園區一個三十多歲工程師會突然暴斃？因為他過勞，一天到晚都在分泌腎上腺皮質醇，睡眠不足，損傷來不及修補，身體急速衰退，導致心臟病或腦中風發作，年紀輕輕就死亡。

　　當然，大部分人沒有突然死亡，而是加速老化，這是

現代人一個很大的問題，關鍵就在於死亡荷爾蒙，分泌得愈多，就愈接近死亡。不過別擔心，我在第三章將會介紹減少死亡荷爾蒙分泌的各種方法。

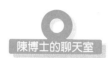
陳博士的聊天室

## 壓力大時，要補充維生素C才不會生病

腎上腺皮質醇合成過程中需要維生素C，如果沒有維生素C就不能合成。腎上腺這器官裡面維生素C的濃度是外面的50倍，可見維生素C對這器官的重要性。以前念大學時，很多人為了期末考連續一個禮拜熬夜，等考完試就倒下或生病，這就是連續處在壓力之下，把腎上腺皮質醇耗盡的常見例子。如果每天熬夜K書，但同時補充大量維生素C，考完試就不會倒下。

# 生病

　　很多人怕老，是因為一提到老，就會聯想到生病。當然，**老化不等於生病**，有些人可以老得很健康。不過話說回來，**生病的確會加速老化，甚至加速死亡。**

　　有關生病容易加速老化這議題，醫學上最典型的例子就是糖尿病，得了糖尿病的人，一旦血糖沒控制好，就會比一般人更快老化。這是因為血糖居高不下，導致糖化蛋白產生，引起末梢神經血管病變，初期患者會發現傷口不易癒合、容易留下疤痕、視力模糊退化、思考記憶減退、生殖能力衰退、體力下降、肌肉流失、長途搭車或飛機下肢容易水腫……這些症狀不就是老化的現象嗎？末期會導致失明、洗腎、截肢，那更是大家不願意見到的嚴重併發症。

　　高血壓也是臨床上導致老化加速的疾病，血壓一旦升

高，輕者引起頭昏、肩頸痠痛、倦怠、視力減退、胸悶心悸、呼吸不順，這些看起來不都很像老化嗎？嚴重者甚至會引起中風、冠心病、腎臟病、視網膜病變等疾病。所以有人說：「血糖、血壓愈高，壽命愈短。」這話不是沒有道理。

除了糖尿病、高血壓，還有很多疾病會像骨牌效應一樣，引起全身性的功能衰退與器官老化，例如自體免疫疾病、甲狀腺低下、憂鬱症、腸胃問題、肝腎發炎、關節肌肉痠痛、血液循環不良、眼睛退化、牙周病等。關節發炎的人，活動度會減少，肌力因此減弱，而肌肉是健康的存款，一旦存款不足，荷爾蒙、血糖、新陳代謝、血液循環就跟著失調，老化於是加速進行。腸胃有問題或患有牙周病的人，食物的消化吸收會比一般人差，身體的營養攝取不足，也會加速身體老化。

總之，每種疾病連動產生的老化症狀都不一樣，而且錯綜複雜，難以一一詳述。為了延緩老化、逆轉老化，我們該做的第一件事就是「避免生病」，如果已經生病，就要用正確的方式緩解這個疾病（若能治癒更好），使它不造成骨牌效應，這樣我們就可以健康活到老！

我從19歲開始就在想一個問題：「人為什麼會生病？」想到現在已經30年了。讀大學時在醫學原文書裡看到：

「生病，是為了彰顯神的愛。」我當時看不懂，後來成為基督徒才終於理解。一個人生病後才會理解生命中的優先順序，生命的意義才能彰顯；有發展遲緩或特殊疾病兒童的家庭，比正常兒童的家庭存在更多濃濃的愛，這都可以解釋生病的「目的」。當然本書的重點不在於探討這些形而上的深奧道理，而是要提出實用易行的知識與技術，所以接下來我要從自然醫學的角度來闡述「人為什麼會生病」。

## 人會生病，是因為「做錯事」

一輛汽車照理說要加汽油，如果我們給它加醬油可不可以？加沙拉油好不好？買最貴的苦茶油加進去行不行？當然不行！因為汽車就只能加汽油，給它柴油也不行。同樣的道理，如果我們知道一個人該吃什麼，偏偏不給他吃，反而給他吃錯誤的東西，這就是「做錯事」！

不過，這個錯事不一定是人自己犯的，很可能是別人做的，結果卻由我們來承擔，像這幾年的食安風暴。臺灣連續三年爆出黑心油事件，大統和頂新把黑心油做出來後，民眾以為很好，就買來吃，結果身體吃出問題，這是誰的錯？當然是廠商的錯！然而，無辜的消費者卻要為此付出代價。

也有人是自己冥頑不靈，明明不能吃氫化油，不能吃那麼多過敏原、精製糖、人工色素、油炸物，卻偏偏要吃，結果吃到過敏、糖尿病、血管堵塞、癌症，那就是他自己犯錯。2015年夏天我有位病人罹患嚴重的子宮肌瘤和巧克力囊腫，子宮肌瘤割掉半年後又長出五公分，這樣凶猛的肌瘤非常罕見。這位病人是一位會計師，想法非常鑽牛角尖，而且工作壓力很大，平時因為忙碌從來不開伙，只吃外食。她曾看很多不同的醫生，在網路上搜尋不同的答案，不停尋找有沒有什麼藥可以快速治好她，甚至希望我能用一顆藥丸就把她治好。

　　我告訴她：「妳的問題是因為每天都凌晨三、四點才睡，每天壓力都很大。妳生活中每個層面都需要改善，若是改善了，身體就會好起來。」她反問我不是會同類療法嗎？不是懂草藥嗎？幫她看適合吃什麼同類療法製劑與草藥，就開給她吃，讓她立刻好起來。我只能搖頭回答：「我不是上帝，這些問題真的是飲食、生活型態造成的，妳必須要做調整。」

　　我的另一位病人是知名建築師，畫一畫圖就可以進帳新臺幣一千萬元，他說自己必須清晨三、四點睡覺，中午一、兩點起床，我說他身體的問題必須要調整睡眠，不然上

帝來都沒辦法，他卻說不行，堅持一定要晚睡。

　　我不確定這些病人後來有沒有調整，也納悶他們的生活為什麼要搞成這個樣子？為什麼從來不開伙，只吃外食？然後每天凌晨三、四點才睡，每天的壓力又那麼大？要讓疾病痊癒，必須做該做的事情，不能做不該做的事情，這就是大自然的規律。

　　我真心認為：「**生病是一種祝福，讓人謹守本分。**」生病只是上天告訴你：「你吃錯、做錯了。」祂提醒你，希望你注意，希望你知道什麼該做，什麼不該做，如果你能從中學習、成長，這就是個很好的祝福。所以，**生病的人不要難過，也不要生氣，而是要感謝、要高興，這是上天給我們成長的一個好機會。**

## ● 想健康，要明白「ABC理論」

　　有一個「ABC理論」是這樣說的：A是心裡的動機（anticipation），B是所做的行為（behavior），C是得到的結果（consequence）。舉例來說，要考全班第一名，可是偏偏不讀書，只想打電動，能不能考全班第一名？不行。想要賺很多錢付清房貸，但只想睡覺、不想工作，行不行？不

行。同理，有「想要健康的動機」（A），一定要「做對的行為」（B），才會有「健康的結果」（C）。就這麼簡單，但很多人就是做不到。

我曾在網路上看過很好笑的一句話：「我的優點，勇於認錯；我的缺點，知錯不改。」吸毒、劈腿的人最會認錯了，在被抓到時通常哭得一把鼻涕一把眼淚，發誓會改，結果沒多久又故態復萌，跑去做不該做的事。這樣的人再會認錯也沒用！

俗話說：「知錯能改，善莫大焉。」你要承認錯誤並且改正，這才有意義。像我十多年來不吃市售零食與飲料、不吃泡麵與油炸物，為什麼？因為我只要吃了就會過敏、常感冒、血糖不穩、長疹子、胸口發癢、嘴唇怪怪的。搞清楚來龍去脈之後，我為了維持健康就不亂吃加工食品。

有一次我煮茼蒿菜來吃，因為很好吃，就拍照放在臉書上分享，有人好心警告我說：「茼蒿菜很毒喔！農藥很多。」沒錯，我知道，不過這茼蒿菜是我自己種的，100%無農藥，土壤是原始的，有沒有問題我比誰都清楚。有人因此好奇問我工作這麼忙，為什麼還要自己種菜？因為我發現只有自己種菜才安心。臺灣市售的蔬菜水果普遍含農藥，甚至含有劇毒農藥，菜市場的蔬菜，怎麼買都很難放心。

## 大多數人不會生活

現代人每天忙、盲、茫，大多數人不知道如何真正過生活，以下是我觀察到的「五不會」：

■ 不會飲食：90％以上的臺灣都市人，每天都吃錯了。
■ 不會睡覺：臺灣人口22％失眠，吃安眠藥非常普遍。
■ 不會快樂：煩惱、壓力、猜疑、敵對、憤怒、悲傷。
■ 不會運動：蝴蝶袖、鮪魚肚、紙片人、動不動拉傷。
■ 不會排毒：黑心氾濫、環境汙染，卻不知如何是好。

世界上有一些地方，很多居民年紀都超過100歲，一般稱之為長壽村，如高加索、罕薩、卡班巴城、巴馬、百壽等。不知你有沒有想過一個問題：「長壽村民和都市人，誰比較健康？」讓我們先看看以下五點：

■ 醫療系統：都市裡的醫學中心設備好，醫師的醫術精良。
■ 醫學知識：都市人的教育水準較高，腦中的醫學知識也
  比較豐富。
■ 食品衛生：都市的食品比較講究，殺菌防腐比較徹底。

■ 農業科技：都市的農產品品種較新、產量較高、病蟲害較少。

■ 消費能力：都市人很有錢，想買什麼補品、設備都可以。

　　以上各點全部是都市人勝出，但為何都市人的健康卻輸給長壽村民？

　　答案還是一樣，因為都市人「做錯了」，所以常生病；長壽村村民「做對了」，就長命百歲。到底長壽村民做對了什麼呢？其實就是**「健康長壽的八大原則」：正確飲食、毒素最低、作息正常、運動適度、情緒愉悅，以及良好的空氣、陽光、水。**

　　本章探討了各種老化的理論與原因，接下來第二章要先從局部下手，了解身體各個器官如何抗老化，進而在第三章提供全面的抗老化建議與方法。

# 全面檢測，強化建設

## ▮ 抗老，全身器官缺一不可

現代醫學將人體分成許多器官，看診時，病人要分別到腸胃科、腦神經科、心臟科看專科醫師，但其實**全身的器官是緊密相關的**，彼此互相影響，錯綜複雜。而且從老化的角度來看，一個器官出了問題，接下來其他器官或身體構造可能連帶受影響，導致全面加速老化。這就好像大樓的一根樑柱歪了，乍看之下還好，但就會慢慢傾斜，等到地震發生時，大樓就倒塌了。

開車的人都有經驗，除了大小保養之外，如果有些重要零件壞了，就要趕緊修理或換新，那麼這輛車的各部零件就能繼續和諧相處，車子還可以開很久。若置之不理，一個小零件的問題，將造成引擎、變速箱、傳動軸等重要零件嚴重的損耗，最後這輛車就會提早報廢。

人體也是一樣，我們必須讓各大器官保持在最佳狀態，一方面可以免除生病的痛苦，二方面可以延緩老化，讓身體發揮那個年紀該有的最佳功能。

# 大腦抗老化

　　大腦是最重要的全身總指揮，大腦若不行，就什麼都不行。因此，讓我們來了解一下使大腦老化的原因，好知道該怎麼對症狀下藥。

## 大腦老化常見症狀

- 反應變慢
- 專注力變差
- 學習能力下降
- 海馬迴退化，短期記憶減退
- 小腦與內耳的前庭、半規管退化，平衡感變差
- 褪黑激素分泌變少，睡眠減少

## ⁛ 大腦衰退原因

- 腸胃道衰退

- 血糖不穩

- 長期壓力

- 熟睡不足

- 精神科藥物

- 重金屬

- 體力運動缺乏

- 腦力運動缺乏

- 缺乏營養

## ⁛ 失智、記憶衰退是因大腦萎縮

　　現代老年失智症愈來愈多，2015年美國統計約有530萬人，估計在2050年時將高達1380萬人。雖然醫學界認為老年失智症的原因未明，但我認為和失眠或熬夜很有關連。幾百年前的人們都睡得很好，所以比較沒有老年失智症的問題。美國加州大學戴維斯分校做實驗也發現，很多人的記憶力減退，最主要的原因是大腦損傷造成[10]。

我在2013年參加了丹尼爾・亞曼精神科醫師（Daniel Amen, MD）舉辦的醫學會議，他指出只要服用精神科藥物，包括安眠藥、鎮定劑、抗憂鬱藥物等，大腦就開始萎縮，兩年後會很明顯，利用SPECT大腦掃描就能看得出來。

　　亞曼醫師的診所掃描過八萬個病人的大腦，任何病人來的第一件事就是「掃描大腦」，看看哪個地方萎縮，這樣就可以知道為什麼情緒暴躁、焦慮、記憶力不好，因為那部分的大腦開始萎縮了。大腦萎縮了怎麼辦呢？亞曼醫師用一套飲食與營養的方法來調整，花半年、一年或兩年的時間調整大腦，可以讓萎縮的大腦又長回來，頭腦的功能恢復正常，病人的情緒也會愉悅。這是非常科學的掃描，如果你發現另一半或親朋好友個性很怪異、很難相處，可以請他們去掃描大腦看看。

　　我非常喜歡亞曼醫師，他在美國相當受歡迎，但也有一群人非常討厭他。原來，亞曼醫師會在法庭上替罪犯辯護，他認為很多人犯罪是因為大腦萎縮的緣故，這些人的情況可以用營養或飲食的方式調整過來，這樣做等於是在減輕

註10　Ghen M, *The advanced Guide to Longevity Medicine,* IMPAKT Communications, 2001.

犯人罪責，所以受害人與家屬就很討厭他。

亞曼醫師的太太，就是當年掃描大腦掃來的。那時診所來了新護士，他看這個護士長得不錯、個性很好，就說：「我診所有一臺很棒的儀器，免費幫妳掃一掃好不好？」因為他掃描大腦的收費很昂貴，既然免費，護士便同意了，亞曼醫師掃描完後覺得：「這個護士好，她的大腦很好，個性與反應都好，嗯，適合當太太！」等他們小孩都二、三十歲，想交往的對象也要先帶來診所掃描大腦，如果發現大腦萎縮，就不准交往。這些不是我開玩笑，都是真的。

此外，亞曼醫師有很多觀念非常正確，例如不准讓小孩或孫子女去踢足球，因為大腦一旦撞到，就會開始萎縮；他也不贊成騎機車，因為即使戴了安全帽，被撞到頭腦震盪以後就會萎縮。他的著作很多，其中一些也有中譯本，有興趣的讀者可以找來看看。

## 熟睡不足使大腦無法排毒

先問一個問題：「你知道身體怎麼排出毒素嗎？」許多人都知道肝臟是負責排毒的器官，那麼全身細胞是如何將毒素送到肝臟呢？答案是「淋巴」。我們的淋巴系統會蒐集從

細胞排放出來的代謝廢物（可視為毒素），當人在走路、爬山或做家事時，肌肉收縮會把淋巴管擠呀擠（就像擠牙膏一樣），把淋巴液擠到淋巴結，再擠到靜脈，之後再到心臟，然後靠心臟加壓，把血液透過動脈送到肝臟，肝臟就可以進行解毒。所以，人體60兆個細胞，就是透過淋巴系統把毒素送到肝臟，解毒後再以尿液和糞便排出體外。

過去科學家一直搞不清楚，以為大腦沒有淋巴系統，雖然後來找到一條脆弱的淋巴管，卻還是不明白，因為大腦並沒有肌肉可以壓縮淋巴管，那麼，腦細胞到底要怎麼排毒呢？

我們的大腦就像豆花，也像豬腦一樣軟軟的，稍微碰一下就會碎掉，由於禁不起撞擊，非常脆弱，所以外部便環繞著腦脊髓液來避震。本來像西瓜重的大腦，浮在腦脊髓液裡，重量變成與一顆黃豆相同，如此，跑起步來就不會把大腦震碎。

過去腦脊髓液一直被認為只有避震效果，直到三年前，醫學界才恍然大悟。科學家把阿茲海默症患者的大腦解剖後發現，大腦不但萎縮，還出現很多「類澱粉斑塊」，這些是腦細胞代謝排放出來的廢物 $\beta$-amyloid，而腦脊髓液會在人三更半夜熟睡的時候，有一個特定的路線去沖刷廢

物[11]。這種作用有點像廚房的水槽洗菜或洗手時，水龍頭一開，乾淨的水流出來把髒東西沖到排水孔。

請注意，只有在「熟睡時」，腦脊髓液才會做這件事情，淺眠時不會，白天時則根本不流動。也就是說，**大腦排毒只發生在熟睡時**。所以如果不熟睡會怎麼樣？答案是毒素一直排不掉，慢慢累積，一開始會高血壓、腦茫，累積到最後，大腦就萎縮，引發老年失智症。

## ● 善用免費軟體檢測熟睡時間

講完大腦排毒的來龍去脈，相信讀者已知道「熟睡」的重要性，若要延緩老化，熟睡一定要充足，如果睡眠可以改善，很多病都會慢慢好起來。不過，我們要如何知道自己熟睡夠不夠呢？這可不能瞎猜，也不能只憑感覺，一定要用客觀的方法。

過去我一直找不到幫病人在家檢測睡眠的好方法，記得十年前有個病人跟我說：「陳醫師，我已經一個月沒有睡

---

註11　Xie L, etc (2013). *Sleep Drives Metabolite Clearance from the Adult Brain*. Science 342 (6156): 373–377.

覺了！」我覺得很奇怪，因為讀醫學系時學過，一個人如果三、四天沒睡覺，腦波就會亂掉，像精神病人一樣，產生幻聽幻覺，一個禮拜沒睡覺就可能會死掉，他怎麼可能一個月沒睡覺？後來也有病人跟我說：「陳醫師，我昨天整晚都沒睡。」這是真的嗎？

這幾年手機和平板電腦大量流行之後，我已經不會再被騙了，因為有很多應用程式（APP）出現。我發現有兩款APP可以偵測睡眠，一款叫Sleep Time，另一款叫SleepBot，兩者都可以幫忙記錄睡眠，告訴使用者晚上總共睡幾個小時、淺眠多久、熟睡多久，SleepBot甚至還會錄下打鼾聲，讓人隔天起床可以聽聽自己的打鼾聲。很多人一輩子沒聽過自己的打鼾聲，甚至不承認自己會打鼾，可以用這軟體來測試。

現在這二個APP都有免費試用版，我強烈建議試用看看（反正又不花錢）。使用方法很簡單，睡覺前把手機開飛航模式（才不會有電磁波），打開程式，點選「start sleep」後把手機放在枕頭旁邊。

記住，一定要放在床上，不能放床頭櫃，也不能壓在枕頭下面，這樣半夜翻身或打鼾才會被偵測到。早上起來按「wake up」，就能看統計曲線。

其實，睡眠軟體判斷一個人睡得好不好的原理很簡單，因為我們在熟睡的時候，身體是完全不動的，英國諺語說：「He sleeps like a log.」就是說一個人在熟睡時，跟木頭一樣不會動。如果身體動來動去，就是淺眠。現在科技已進步到可以透過一個簡單的APP，去了解我們每天的睡眠品質。當然，目前的技術還不是很完美，但我想再過幾年會更準確。

未來我看診的方式也會改變，病人不必再說自己多久沒睡覺了，我會請他們回去早點睡覺、補眠，並乖乖使用這個軟體，下次複診時，只要看曲線就知道他們到底睡得好不好。雖然很多人感覺自己整晚沒睡，其實還是有睡的；有些人感覺睡得不錯，但事實上可能有打鼾或只是淺眠，自己卻不知道。

## ● 打鼾導致失智症

我有兩位朋友都在51歲時得了失智症，才51歲！為什麼會這樣？因為從三十多歲開始打鼾，到了四十多歲時，一個晚上睡眠中止18次，幾乎無法熟睡。剛才說過熟睡的重要性，熟睡不足是失智症最主要的原因，因為毒素排不出

來，就損傷大腦，最後就會得失智症。

看起來打鼾是個大問題，但要怎麼治療打鼾呢？我自己幾十年來都有打鼾，但三年前不再打鼾了。方法其實很簡單，只要買一個枕頭就不打鼾了。這種枕頭造型很特別，周圍高，中間低，睡覺時頭會掉到中間的洞裡，而脖子被撐起來，整個頸部呈現一直線。

一般枕頭的設計都讓人「高枕無憂」（把頭頂起來，頸部前彎），這種姿勢會使氣道狹窄，只要咽喉贅肉多的人就很容易打鼾。

一開始睡這種特製枕頭，可能會不適應，但睡個兩週就會習慣了，從此不再打鼾，我曾用睡眠軟體實際測試，結果確實如此。有一次我出差住旅館，因為沒帶特製枕頭，又打鼾了，隔天起來精神也比較不好。總之，打鼾使人無法熟睡，對大腦造成的傷害不可小看。

當然，只要好好調整飲食與生活習慣，萎縮的大腦是可以慢慢長回來的，記憶力、反應力、專注力、情緒也都可以明顯改善。

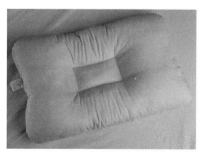
■ 特殊造型的止鼾枕，可有效防止打鼾

## 大腦抗老化終極對策

- 頂級花旗參、催化牛蒡：可以提升粒線體產能，讓大腦更有效率。

- 冷壓椰子油：裡面的中鏈脂肪酸會在體內轉換成酮體（Ketone），可當作大腦能源。不僅一般的大腦功能，甚至失智症，都可嘗試冷壓椰子油。

- Omega 3：Omega 3裡面的EPA可以保持腦血管暢通，裡面的DHA，是包覆腦神經的重要原料，讓訊息傳遞更精準。EPA在魚油裡比例較高，DHA在魚肝油和褐藻裡較多。

- 卵磷脂：卵磷脂除了是血管清道夫之外，也是大腦細胞重要原料。食物中以蛋黃含卵磷脂最豐富。若要額外補充，可選擇大豆卵磷脂，但要注意品質。

- 酵母形式的B群、鋅、鉻、鐵：一方面可補充維生素和礦物質，酵母的細胞裡面含有各式特殊胺基酸，可以轉換成大腦的神經傳導物質（neurotransmitter），讓大腦愉悅、靈活、有衝勁。維生素B群和神經的健全關係密切。

- 天然綜合維生素礦物質：能幫助全身各種生化反應，運作得更順暢。酵母鉻可以穩定血糖，胺基酸鈣鎂可以助眠、放鬆平滑肌。

- 天然抗氧化劑：維生素C是人人不可或缺的抗氧化劑，需時常補充，可減少自由基對大腦的傷害。若有額外需求，可以加用天然硫辛酸，除了抗氧化，還可跨越血腦屏障、螯合重金屬。另外也可補充維生素A和E，不過要注意，脂溶性維生素過量會有毒性。

- 訓練腦波：α波、β波、θ波、δ波、γ波的平衡非常重要，透過訓練，可以讓人處在既放鬆又專注的狀態，讓大腦保持年輕。

- 避開壞油。

- 避免打鼾。

- 注意睡眠的質與量。

- 避免使用精神科藥物，包含安眠藥。

# 腸胃抗老化

## 腸胃老化常見症狀

- 食慾下降
- 消化變慢
- 腹脹
- 噯氣
- 吐酸
- 口臭（無蛀牙）
- 大便腥臭味
- 需要很用力才能排便
- 便祕（每週排便少於三次）
- 硬便（大便很硬，像石頭）

- 軟便或腹瀉（不成形或像紫菜湯）
- 殘糞感（覺得排不乾淨）
- 大腸息肉、痔瘡
- 胃食道逆流
- 消化道潰瘍

## 腸胃衰退原因

- 長期壓力
- 飲食中抗生素與農藥殘留
- 腸道內好菌少壞菌多
- 毒素累積
- 各式過敏
- 全身性發炎疾病
- 腸胃道慢性發炎
- 甲狀腺低下
- 膳食纖維攝取不足
- 飲水不足
- 暴飲暴食
- 忍便

## ● 過敏與胃酸分泌有關

　　人隨著年紀增長，平均大概是40歲左右，腸胃道功能開始衰退，敏感的人會自我察覺。我自己大概在44歲時發現怪怪的，覺得吃東西比較不易消化，特別是晚餐，而且吃完歐式自助餐之後，肚子會撐很久；到了花粉季節，腸胃道功能更糟糕。這是因為鼻子、眼睛應付花粉產生過敏症狀，胃酸分泌就會嚴重不足。

　　過敏和胃酸是一種很奇特的因果關係，英國醫師在三百多年前就發現氣喘病人的胃酸普遍分泌不足，而胃酸不足會導致二個後果：第一，無法殺掉食物中的細菌，導致細菌在腸道作怪。第二，不能促進胃蛋白酶分解蛋白質。食物中的蛋白質若不能順利分解成胺基酸，就容易造成小腸中食物過敏。所以，從體表的過敏症狀，連帶引起腸道的過敏症狀，腸道一旦過敏，就沒有多餘能量發揮消化吸收的功能。於是，有過敏症狀的人，腸胃道功能會明顯下降。

　　問題還沒結束，腸道過敏會引起腸壁細胞間隙變大，導致未消化的食物分子從腸道「漏」到血液當中，這就是惡名昭彰的「腸漏症」。這時患者就會對很多食物產生不必要的過敏反應，結果又使過敏更加惡化。如果再失控，還會引

起「腦漏症」，導致更多大腦功能的問題。

## ⠿ 胃食道逆流、腸胃老化是因胃酸不足！

總之，**腸胃道老化最重要的原因就是胃酸不夠**，我在經歷花粉熱時深刻體會到這點，於是把整個來龍去脈搞清楚，研究出二個祕密武器，終於成功把開始老化的腸胃道逆轉到青少年時期。這聽起來似乎相當難以置信，請容我仔細道來。

我要再說一次，**腸胃道之所以老化，起因是胃酸不足，而不是胃酸過多**！絕大多數的胃食道逆流、胃潰瘍、胃吐酸患者，醫生認為他們胃酸太多，要吃胃乳片（制酸劑），其實這是天大的錯誤。你如果請醫生確實檢查胃酸，絕大多數的上述病人，胃酸都是不足的，但由於胃藥市場在美國占了70億美元，所以大多數醫生將錯就錯，憑想像告訴病人胃酸過多，而不做檢測。總之，不管是胃食道逆流或腸胃道老化，把胃酸補足之後，腸胃道功能就會恢復，就是這麼簡單，可惜知道真相的人很少。

怎麼補充胃酸呢？第一個祕密武器就是胃酸膠囊。沒錯，就是邊吃飯邊吞胃酸膠囊。至於要補充幾顆，這就因人

而異。最簡單的測量方法，就是用餐到一半時，吞兩顆胃酸；下一餐用到一半時吞四顆，再下一餐吞六顆⋯⋯以此類推，看看吞幾顆時會有感覺。什麼感覺？只要吞到足量的胃酸，胃會感覺熱熱的，或是餐後覺得這頓食物比平常還快消化。我當時自我治療的劑量是六顆，大部分病人差不多是在四到六顆，但還要看每餐吃蛋白質食物的分量而定。我如果吃歐式自助餐，會吞到八顆胃酸，這樣滿肚子的食物很快就會消化。

補充胃酸之後，我的花粉症改善很多，腸胃道功能也恢復「正常」。不過這個正常必須靠胃酸膠囊，而不是真正自己恢復功能。就這樣過了半年，我心想一直補充胃酸也不是辦法，每天吃飯都要靠膠囊實在麻煩！而且對臺灣的讀者也不方便。因為胃酸膠囊在美國屬於營養補充品，在臺灣卻妾身未明，既不屬食品，也不是藥品，不能進口販賣，除非請有力人士去「增列」在食品名單中，否則只能到美國購買。臺灣有些法規非常僵化、不合理，這就是一個例子，有待未來改善。

後來，我在無意間又發現第二個祕密武器，就是「催化牛蒡」。關於這項營養品，我在第三章會做更詳盡的介紹。就像花旗參必須低溫烘焙二週後，人參皂甘才會大量產

生，牛蒡也必須催化過才有效。每天食用催化牛蒡能讓消化能力變好，不用依賴胃酸膠囊，餐前會感到肚子餓，而且吃到不新鮮的食物時，耐受性比以前好；殘糞感會消失，排便不像以前沒力氣，而是乾脆有力，整個腸道好像充滿了活力；此外，解酒能力也變好了。總之，腸胃道功能好像回到青春期。所謂「青春期」，就是指正在發育的年紀，要吃什麼就吃什麼，統統消化掉，甚至吃完歐式自助餐，下一餐肚子又餓了，這就是健康人該有的腸胃道！

人在年紀大之後，稍微多吃一點就吃不下、不消化，這其實很矛盾，因為已經老化的身體需要更多營養素，如果吃不下，不就更沒營養嗎？所以就產生惡性循環，更加速老化。**要逆轉老化，前提就是腸胃道功能一定要好**。如果老人家到年紀很大，還是很有胃口，吃什麼都可以消化，就不容易變老，即使變老，也不會老態龍鍾，還是可以上山下海、做運動、種田、搭公車，想做什麼都可以。

## 腸胃抗老化終極對策

- 祕密武器一：胃酸膠囊
- 祕密武器二：催化牛蒡

- 消化酵素
- 腸益菌
- 膳食纖維
- 抗氧化水
- 天然綜合維生素
- 定期做大腸鏡檢查

# 肝腎抗老化

## 肝腎老化常見症狀

- 臉上長肝斑（又稱黃褐斑）
- 臉色枯黃
- 肝指數上升
- 長期疲倦
- 眼乾
- 口苦
- 大便浮油
- 便祕
- 腹瀉
- 對化學氣味難以忍受

- 腎功能減退

- 腎指數異常

- 蛋白尿

- 頻尿

- 水腫

## 肝腎衰退原因

- 環境毒素

- 蔬果中的農藥

- 黑心食品

- 重金屬汙染

- 食品添加物

- 常吃西藥

- 空氣汙染

- 水源汙染

- 急慢性肝炎

- 腎結石

- 便祕造成腸道毒素回收

- 操勞熬夜

## ⋮ 留意來自身體的警訊

很多女性到了三、四十歲，臉上顴骨的位置就有明顯的肝斑，即使化了妝也蓋不住，內行人一看就知道，這是太過操勞的證據。有次我陪家人翻看以前的照片，發現我媽大概三十幾歲開始有肝斑，因為那時在做生意，經常忙到凌晨兩點才睡，早上七點又起床，睡眠明顯不足。後來爸媽退休到山上隱居，她的肝斑也慢慢消退了。

根據一般皮膚科醫師的說法，之所以稱為「肝斑」，只是因為斑的顏色與肝近似，與肝臟功能無關。不過依照我臨床多年的觀察，人臉上長肝斑，就是因為肝臟太操勞的緣故，但這時還未到發炎，只是處在亞健康（subclinical）的狀態，西醫抽血檢查肝指數可能正常，必須靠自然醫學或中醫的檢查才能發現異狀。至於為什麼肝斑只會長在臉上顴骨位置？老實說我也不知道，上帝就是這樣設計，讓肝斑長在這個地方，使人一看就知道自己太操勞了，要多休息才行。

當然，人身上還有很多種顏色的斑，不管長在哪裡，通常都和壓力與老化有關。長在手上的不叫肝斑，而是老人斑（分褐色與白色）；還有一種自體免疫的白斑，會愈來愈擴大。

此外，如果大便會浮油，也是肝臟功能不好的症狀，但肝指數仍在正常值，還沒到發炎的程度。其實大便可以透露很多訊息，一般正常大便應該是像香蕉一樣的條狀，不可以像紫菜湯，也不能像羊大便。

還有，大便必須要沉到水底，如果浮起來表示有兩種可能性：一、裡面有空氣，而最常見的原因是「壞菌太多」，產生很多氣體，所以容易放屁，而且大便會浮起來。二、大便太輕，為什麼會這麼輕？原因是大便裡面有油，油的密度比水輕，所以會浮到水面上。這表示食物中的油沒有被消化掉，無論吃的是肥豬肉、肥牛油、苦茶油、椰子油、氫化油、沙拉油……只要食物中的油沒有被膽汁及脂肪酶消化，就會留到大便裡面，最後排便的時候就浮起來。通常人太過操勞，大便就浮油；若睡飽，大便就恢復正常。

## ● 毒素是肝腎老化元凶

肝腎急速老化是華人社會一個嚴重的問題。華人罹患肝炎和肝癌的比例很高。臺灣肝炎人口好幾百萬，主要原因是黃麴毒素、飲酒過量、過勞、早期衛生習慣不好。而臺灣自2003年以來，洗腎率一直高居世界第一名，主要原因我

認為是藥物氾濫、環境與食物的汙染所致。

　　想要健康長壽，就必須面對肝腎抗老化的課題。拙作
《怎麼吃，也毒不了我》（東佑出版）提供了完整的阻毒、解
毒、排毒對策，出版不久後，臺灣又陸續爆發多項重大食安
事件，未來我會再做更全面的探討。至於實用有效的排毒方
法，以下先簡單說明，我在第三章排毒單元會做完整的介
紹。

　　首先，我們要搞清楚，想要排除的是「水溶性毒素」
或「脂溶性毒素」。水溶性毒素比較簡單，透過喝水，就可
以將毒素從腎臟排出，前提是水要喝得夠，而且要喝潔淨
水，如果能喝抗氧化水更好。如果要排出脂溶性毒素，最重
要的方法，就是要活化肝臟解毒功能，多吃蔬果，甚至補充
特殊營養素或植物萃取，否則毒素囤積在體內，就會引發一
系列問題，加速老化，甚至產生癌症。

## 肝腎抗老化終極對策

- 活化肝臟第一階段解毒功能
- 活化肝臟第二階段解毒功能
- 控制肝病（病毒數和肝指數必須保持正常）

- 預防腎結石
- 體內毒素檢測
- 避開黑心食品以及所有汙染
- 特殊排毒法

# 胰臟抗老化

## 胰臟老化常見症狀

- 肚子餓得慌
- 吃飽了想睡覺
- 餐間想吃零食
- 腰腹脂肪（腰臀比女性大於0.8，男性大於0.9）
- 腦茫，注意力不集中

## 你有血糖擺盪嗎？

　　幾年前，有位45歲的女士來我的診所看診，她每天早上頭腦沒辦法思考，注意力無法集中，整個人渾渾噩噩、昏

沉沉的，一直要到下午才會好。我問她早上都吃些什麼，她回答：「地瓜。大家都說地瓜很好，所以早餐就吃地瓜。」我追問：「除了地瓜還吃什麼？」她回答：「沒有，每天早上就吃兩條地瓜。」

我對她說：「妳回去以後地瓜不要吃那麼多，吃半條就好，另外吃兩顆水煮蛋，可以的話再吃半顆芭樂。」一個禮拜後回診，她告訴我：「全都好了！」我沒有開半顆藥，只是幫她把飲食比例做調整，她血糖擺盪的問題就好了。原來，她之所以早上會昏沉，是因為早餐吃了兩條地瓜，是百分之百的澱粉，吃下去馬上變成血糖，就跟喝糖水一樣，直到中餐有吃蛋白質，是正常的食物比例，所以下午就沒有血糖不穩的症狀。

我要她少吃一點地瓜，是降低澱粉比例；吃兩顆水煮蛋，是增加早餐蛋白質的比例；芭樂則是增加纖維的比例。只要把比例調整一下，血糖就穩定了，就是這麼簡單。

我有個網路廣播節目叫「健康之音」，每週主持一次，全世界都能收聽，也可以打電話進來。某次有位34歲的女性打電話來，說她每天早上吃完麵包以後，喉嚨就怪怪的，整個人都提不起勁，問我該怎麼辦。

這與上一個案例很類似，我跟她說：「麵包不要吃，就

吃青菜豆腐湯配肉。」她問我：「吃肉好嗎？」言下之意是認為吃肉不健康，我回答：「總比吃麵包好。」她照我說的方式吃幾天之後，狀況就全好了。

這兩位女士的症狀就是「血糖不穩」，這是非常普遍的現象，但很多人都沒注意到，也很少有醫師或營養師會處理。血糖不穩所產生的大腦症狀叫「腦茫」，會讓人注意力不集中，無法專心，關於這症狀，我在《健檢做完，然後呢？》（新自然主義出版）書中有詳述。

我如果問：「有沒有人血糖不穩？」大多數人都會說沒有，但你有沒有肚子餓到手腳冰冷、發抖、發脾氣、頭昏眼花、冒冷汗，等到吃飽了就昏昏欲睡的經驗？其實那就是血糖不穩，前述肚子餓的症狀就是低血糖；肚子飽了，想睡覺，就是高血糖。

臺灣和美國一樣，有三分之一的人口有血糖擺盪效應，這還是把小孩算進去的比例，若只看成年人，就高達一半以上。這些人就是處在「糖尿病前期」（prediabetes）。當然，有些人不承認自己有飯前飯後症狀，但只要看一下身材，就知道他們有沒有血糖不穩。凡是有腰腹肥肉的（男性腰臀比大於0.9，女性大於0.8），就有胰島素抗性，就是處於糖尿病前期，再過幾年就可能罹患糖尿病。

在診斷出來糖尿病的前幾年，雖然血糖正常，但胰島素已超標。糖尿病不是血糖的問題，是胰島素的問題，胰島素抗性才是糖尿病的根源。我們都知道胰島素的作用是把血糖送進細胞，一個人之所以會產生胰島素抗性，是因為腰腹脂肪對胰島素不敏感，導致胰島素大量分泌，長久下來，胰臟累了，不能分泌那麼多胰島素了，就導致血糖居高不下。因此糖尿病前期是「胰島素太高、血糖正常」，確診後則是「胰島素不足、血糖升高」。

## ◉ 驗血糖不要自欺欺人

糖尿病病人要學會自己驗血糖，但不要自欺欺人。由於血糖就和雲霄飛車一樣起起伏伏、高高低低，有些病患會挑血糖最低的時候來驗，然後自我安慰；還有人在複診前三天乖乖忌口，醫生檢查時會看到血糖值很漂亮，這種行為就是在欺騙醫生，這種驗法是沒有意義的。那到底要驗什麼才準呢？

從 2012 年開始，美國糖尿病學會規定，要驗「糖化血色素」（HbA1c），這是看紅血球在過去三個月內黏了多少葡萄糖，數值會比驗空腹血糖或飯後血糖來得穩定與準確。

糖化血色素只要大於6.5就代表有糖尿病，若在5.7～6.4之間，就是糖尿病前期。

在糖尿病前期最應該驗的是胰島素，因為這時血糖還算正常，但胰島素已超標。可惜到現今大部分的醫生都只驗血糖，而忽略了胰島素。正常的空腹胰島素應該小於15，但很多人都已高達40，甚至60，處在這種狀態隨時會爆發糖尿病。

總之，單驗血糖不準，必須加驗糖化血色素和胰島素才能看清真相。糖尿病是人類偏離原始飲食（三野飲食）所造成的疾病，偏離愈遠，罹患率愈高。目前在美國8.5%人口有糖尿病，35%人口在糖尿病前期，這是因為吃太多精製澱粉和糖分造成，尤其小麥製品、甜點、含糖飲料已氾濫成災，這些東西原始人都沒吃過。

我在臨床上，最能徹底看清患者血糖問題的方法，就是「八點檢測」：檢測與比對飯後半小時、一小時、二小時、三小時的血糖與胰島素。若再加上飯前半小時的空腹血糖與空腹胰島素，就是更完整的「十點檢測」。除此之外，我還要求病人檢測睡前和晨起後的血糖值。病患必須在治療初期密集檢測，盡可能掌握血糖和飲食、作息、情緒之間的微妙變化，驗證我所提供的加強版食物比例，如此才可控制

住血糖。但可惜的是，目前99%糖尿病患並未徹底了解這些觀念，因此大部分處於失控狀態。

## ● 低澱粉飲食讓胰臟得以喘息

前面提到那位34歲女性，我請她不要吃麵包，並做三天的實驗。如果你自己或家人朋友有糖尿病，也可以做這個「青菜豆腐湯實驗」。就是連續三天只吃青菜豆腐湯配肉，青菜、豆腐與肉的分量大約是1：1：1。不要餓到自己，要吃到七、八分飽，青菜選葉菜類，如青江菜、小白菜、菠菜、芹菜、地瓜葉、空心菜等（記住，玉米、地瓜、馬鈴薯是澱粉不是青菜），或是海裡的青菜也可以，如海帶、海帶苗、紫菜等。肉可以是白斬雞、蒜泥白肉、水煮牛肉。油也不用怕，可以淋一些苦茶油、橄欖油、椰子油或魚油在菜和肉上。就這樣吃三天，之後你會發現一件奇妙的事情：血糖降下來了！

為什麼血糖降下來？原因很簡單，因為沒吃到什麼澱粉，血糖當然會降。不論是青菜、豆腐或肉，裡面都沒有多少澱粉，連吃三天沒什麼澱粉的食物，血糖當然會降下來，血糖擺盪也消失了。而且這種吃法可以吃得很快樂，也吃得

很美味！

　　我發明「青菜豆腐湯實驗」是有典故的。我爸在39歲就得了糖尿病，那時我才讀國中，在我的成長過程中，家裡總是籠罩在血糖失控的陰影下。1996年，那時我爸55歲，而我在美國工作，有一次我爸到西雅圖看我，我就帶他到中國城吃海鮮火鍋，因為是吃到飽，所以大家都盡量吃。吃完回家後量血糖覺得很奇怪，為什麼吃了這麼多，血糖竟然正常？

　　這個疑問一直到我後來讀完自然醫學的醫學院之後，才恍然大悟。四十年來，美國糖尿病衛教建議的飲食準則是「低卡、少鹽、少糖、少油、澱粉以全穀類為主」，並沒有強調少澱粉。經過計算，美國人從澱粉攝取的熱量，占總熱量的55～60%，難怪美國暢銷書作家戴維斯醫師（William Davis, MD）說：「如果糖尿病患這麼吃，血糖會超過200。」換句話說，當今糖尿病衛教所倡導的是中高澱粉飲食，違反糖尿病最該遵守的低澱粉飲食。

　　自從1977年以來，主流醫學推廣多年的糖尿病飲食準則，根本是搞錯方向了，因此血糖當然控制不住。回溯歷史你會發現，一百年前美國糖尿病飲食準則是低澱粉飲食，那才是正確的。在降血糖藥物和胰島素針劑尚未發明的1920

年代，糖尿病患住院的飲食，澱粉占 0～2%，那樣吃才能使血糖下降。近四十年來，偏差的糖尿病衛教讓許多病患的血糖失控，病人和醫生都承受很大的壓力與痛苦，唯一的贏家只有藥廠。

一百年來，美國糖尿病飲食準則的演變

| 年代 | 碳水化合物 | 蛋白質 | 脂肪 | 卡路里 | 備註 |
|---|---|---|---|---|---|
| 1900～1920年 | 低 | | 高 | 低（包括斷食） | Allen's weighed diet |
| 1927年 | 22% | 16% | 62% | 正常 | Joslin's weighed diet |
| 1940年 | 38% | 17% | 45% | 正常 | |
| 1950年 | 43% | 19% | 37% | 正常 | |
| 1971年 | 45% | | | | |
| 1979年 | 50-60% | 12-20% | 飽和脂肪<10% | 低 | 美國糖尿病學會 |
| 1986年 | 55-60% | 0.8g/kg | <30% | 低 | 美國糖尿病學會 |
| 1994年 | 55-60% | 10-20% | 飽和脂肪<10% | 低 | 美國糖尿病學會 |

剛才說的海鮮火鍋就是「海鮮配青菜」，完全沒吃到飯、麵條、麵包和蒸餃等澱粉類食物。糖尿病患只要吃「低澱粉飲食」，甚至做三天「無澱粉飲食」，就會發現……Bingo！血糖確實下降了。

　　當我們進行「低澱粉飲食」時，胰臟終於可以喘一口氣了。它會說：「老闆，謝謝你，我跟了你一輩子，幾十年來，你終於想通了，開始少吃點澱粉了！我終於可以稍微休息了！」

　　因為每天每餐吃很多澱粉，讓胰臟疲於奔命，分泌大量胰島素，累垮了，就無法分泌足夠胰島素壓抑大量血糖，血糖自然居高不下。以上，就是糖尿病的來龍去脈。

　　當然，我不鼓勵糖尿病人一輩子都這樣吃，而是先把血糖降下來，給胰臟一點休息的時間，然後再用武靴葉、酵母鉻、頂級花旗參等營養品來修復胰臟，胰臟修復之後，血糖就恢復正常了。

　　體驗過「低澱粉飲食」降血糖的效果後，就採用「加強版的食物四分法」：澱粉不能吃超過總量的八分之一，並且要吃粗糙的澱粉。另外，絕對要避開小麥製品，如麵條、麵包、饅頭、水餃、鍋貼、燒賣、燒餅、油條等，因為現代小麥裡面的支鍊澱粉最容易升高血糖。

在我的美國診所裡，初期和中期的糖尿病患平均花三個月可以控制住血糖。不只是我，美國的戴維斯醫師、博瑪特醫師（David Perlmutter, MD）、日本的江部康二醫師、西脇俊二醫師，也都使用類似的方法，我們這幾位醫師並不相識，但是看法一致。

## 肌肉可以「吸血糖」

有一位三十多歲的男性，他在2014年糖尿病病發，血糖飆到400出頭，糖化血色素高達10%以上，整個人消瘦、沒精神、頭腦渾渾噩噩、臉色蒼白油膩、講話沒力氣，看起來像殭屍一樣。他不是我診所的病人，不過每次我去舊金山的廣播電臺錄音都會遇到他。

2014年夏天，他問我：「陳醫師，我照你的方法吃酵母鉻、武靴葉，血糖還是降不下來，該怎麼辦？」我問他平常都吃些什麼食物？他說：「我吃麵包，吃……」我一聽立刻告訴他：「你吃錯了！你有沒有看我的書？」他回答：「看過。」其實是看過卻沒看懂。很多糖尿病患者想靠吃營養品降血糖，卻沒有把來龍去脈搞清楚，大量吃澱粉（尤其是小麥製品）等於破壞大於建設，這樣病怎麼好得起來？

我離開加州前慎重的叮嚀他：「你要看清楚書的內容，將《健檢做完，然後呢？》第二章反覆看五遍，徹底執行加強版食物四分法，然後一定要避開小麥！」2015年我回加州又遇到他，一看就知道他血糖控制好了。因為這次他穿得很亮麗，梳了個很帥的髮型，整個人臉色非常好，充滿陽光朝氣。通常糖尿病、痛風病情嚴重的時候，病人精神很不好，來看診時總是蓬頭垢面，控制好之後精神和身體恢復健康，就會開始注重儀容。

　　他跟我說他現在空腹血糖108，飯後大約120左右，這是很漂亮的血糖值。由於那時他剛好從健身房出來，說了一句讓我覺得真是經典的話：「**鍛鍊肌肉可以吸血糖。**」我去年告訴他一定要做「大肌肉收縮」的運動，因為肌肉收縮的時候，肌肉細胞的膜會打開讓血糖進入，這時血糖進入細胞的速度是平常的20倍。但這麼複雜、繞口半天的概念，他居然用三個字就描述完畢 ——「吸血糖」，血糖從血管被「吸」到肌肉細胞裡，不就達到降血糖的目的了？

　　**肌肉和血糖的良性關係，一定要謹記在心！**因為想要控制住血糖，除了恢復原始人的飲食比例，更要有鍛鍊肌肉的運動習慣。記住，只有走路、爬山是不夠的，這樣只做對了一半，還要做平蹲、舉重、吊單槓、伏地挺身、仰臥起坐

這些肌肉訓練，人體的血糖才會快速進入細胞，效果甚至比注射胰島素還好！

目前美國糖尿病衛教學會的飲食和運動，都存在很大的偏差，而這也是患者的血糖普遍失控的原因。如果執行我提倡的這套飲食和運動，不僅可以把血糖控制下來，也使胰臟成功抗老化，這可是一套價值300萬新臺幣的療法，千萬不要小看！

為什麼是300萬？因為我爸從年輕時就受糖尿病所苦，血糖兩、三百，體重持續下降，為此曾說過：「誰要是可以把我的糖尿病治好，給他300萬都沒關係。」對於一般家庭來說，300萬可是個大數字，然而儘管求醫無數，還是沒有人能治好他的糖尿病。十幾二十年後，我已經完全搞清糖尿病的來龍去脈，也用整套方法幫助過許多診所病人，所以這是一套值300萬的糖尿病療法。

## 胰臟抗老化終極對策

- 用酵母鉻與頂級花旗參穩定血糖
- 以武靴葉降血糖、重建胰臟機能
- 中晚期患者補充天然硫辛酸，預防末梢神經病變

- 飲食採用「加強版食物四分法」，讓胰臟好好休息

- 避開高升糖指數食物

- 有氧運動＋肌肉訓練

- 腰臀比：男 <0.9，女 <0.8

# 關節抗老化

## 關節老化常見症狀

- 骨質流失
- 骨質疏鬆
- 骨質增生（骨刺）
- 腰痠背痛
- 椎間盤變薄
- 五十肩
- 退化性關節炎
- 軟骨變薄

## 關節衰退原因

- 維生素D不足
- 胃酸不足
- 腸胃消化吸收能力減退
- 性荷爾蒙減退
- 維生素C攝取不足
- 鈣鎂攝取不足
- 活動度不足
- 肌力減退

## 關節構造抗老，缺一不可

關節的主要構造，不外乎硬骨、軟骨、韌帶、肌腱，任何一個部分老化，都可能造成疼痛和行動不便。一定年紀之後，要定期到醫院檢查骨質密度，保存骨本，到了老的時候才不容易骨折。除了骨密檢查之外，很多人在骨質流失的時候，牙齒比較容易浮動，或是比較常腰痠背痛，如有上述症狀務必要提高警覺。

如果硬骨疏鬆了，最直接的方法就是補充胺基酸鈣

鎂，用胺基酸螯合的形式吸收度最高，如果要使用碳酸鈣或檸檬酸鈣，必須有很強的胃酸把礦物質離子化之後，才能吸收。

更年期婦女可能因雌激素分泌不足而導致骨鬆，若是使用人工雌激素，常會有導致乳癌的副作用，因此自然醫學會使用比較安全無副作用的天然黃體素。我十多年來臨床最常用塗抹式的天然黃體素，洗完澡後，像擠牙膏一樣擠在脖子或手腕上塗抹，天然黃體素就可以幫忙把鈣鎂送入骨頭內，同時還能減緩更年期症狀，讓女性保持年輕與女性該有的特徵。

如果 X 光顯示硬骨間距縮短，表示軟骨變薄，就要補軟骨，最常用的有第二型膠原蛋白、葡萄糖胺、軟骨素、甲基硫醯基甲烷（MSM）。說也奇怪，許多人的硬骨、軟骨就像患難兄弟一般，常常同時出問題，所以，通常會軟骨與硬骨一起補。

補充鈣鎂前，建議先做一次骨密檢查，等補充3～6個月之後再做一次，前後比對。如果骨密沒有進步，可能是吸收不良，這時就要考慮是否補充維生素D、胃酸、維生素C。維生素D缺乏是非常普遍的現象，可以去驗血中維生素D濃度，然後靠曬太陽或口服維生素D3的方式，把血D提

升到70以上，那麼鈣鎂才會進入骨頭。

　　另外有一點要特別注意，鎂是很容易被忽視的礦物質，它的重要性遠大於鈣，是細胞內第二多的礦物質，會參加三百多種生化反應。但市售鈣片通常只含鈣，很少含鎂，這樣會有明顯的副作用。只補鈣不補鎂，容易造成腎結石；骨頭中鈣多鎂少，則呈現硬卻脆的狀態，容易骨折；鎂太少也會造成抽筋。臨床上我最常使用的鈣鎂比例是二比一，這樣就不必擔心骨脆、腎結石、抽筋等問題，年紀雖大，筋骨還是可以很靈活。

## 關節抗老化終極對策

- 補硬骨：胺基酸螯合鈣鎂
- 補軟骨：第二型膠原蛋白、葡萄糖胺、軟骨素、甲基硫醯基甲烷
- 韌帶、肌腱發炎：維生素C、第二型膠原蛋白
- 促進鈣質吸收：曬太陽（維生素D3）、維生素C、胃酸補充、天然黃體素
- 定期骨密檢測，注意牙齒浮動、腰痠背痛
- 吸收率：碳酸鈣4～20%、檸檬酸鈣28%、胺基酸鈣46%

# 眼睛抗老化

眼睛抗老化非常重要，現代人普遍用眼過度，包括我自己在內，幾年前就有一點乾眼症，甚至左眼的眼壓有點高，感覺脹脹的，有時還有點夜盲，晚上開高速公路總覺得奇怪，怎麼星星都不見了？其實只是視力減退了。後來把眼睛調好，星星又出現了，而且在我加州的家，每天晚上都可以看到銀河。

## 眼睛老化常見症狀

- 老花眼
- 乾眼症
- 飛蚊症

- 白內障
- 眼壓升高
- 青光眼
- 視網膜病變
- 黃斑部病變
- 視網膜剝離

## 眼睛衰退原因

- 用眼過度
- 過勞
- 氣虛
- 休息不夠
- 晚上睡覺有光線刺激
- 在黑暗中看手機或電視

## 逆轉眼睛老化的葉黃素複方

不論是乾眼症、飛蚊症、白內障、青光眼，還是視網膜病變、黃斑部病變、過敏性結膜炎，都不用擔心，我有許

多案例使用葉黃素加維生素C，頂多再加個酵母鋅，大部分都可以逆轉，症狀輕微的甚至能康復。講得這麼神奇，感覺有點像地下電臺在賣藥，但我對葉黃素的信任，實在是源於自己深刻的體驗。

我加州的家，春天時花粉非常濃，剛搬去時花粉熱的症狀很明顯，雖然鼻子和氣管的症狀，用維生素C加上針灸（或中藥湯）就能控制，但過敏性結膜炎卻完全失控，即使用了中藥的密蒙花、青葙子、枸杞子，統統無效。眼睛奇癢，還有血絲、白色條狀分泌物，實在不知道該怎麼辦。

結果試了葉黃素複方，症狀就奇蹟的緩解了。後來我學聰明，在花粉季節來之前一個月提早服用葉黃素，那年眼睛就不會受花粉干擾。後來甚至連眼壓高、夜盲、乾眼症也都跟著好了。我一些親戚長輩使用後，黃斑部病變、視網膜病變也都停止惡化，比雷射的效果還好，眼科醫師都認為這是「不可能的任務」。

單用葉黃素的效果比較有限，我使用的複方是葉黃素、花青素、蝦紅素、藻紅素，讓多種營養素一起發揮加成作用，一加一大於二。眼睛的療法就是這麼簡單，通常幾週就可以見效，若覺得效果不明顯，可能是腸胃吸收能力不好，必須先調整腸胃。

## 眼睛抗老化終極對策

- 每用眼一小時休息10分鐘（就像學校上下課一樣）
- 開車二小時休息20分鐘（澳洲開高速公路的規定）
- 絕不在黑暗中看電視或手機
- 營養補充品（含葉黃素、花青素、蝦紅素、藻紅素）
- 按摩眼睛周圍穴位

# 牙齒抗老化

## 牙齒老化常見症狀

- 牙周病
- 牙齦敏感
- 牙齒浮起
- 牙齒搖動

## 牙齒衰退原因

- 清潔不夠徹底
- 唾液分泌不夠
- 唾液偏酸（酸性體質）

## 善用三大工具，預防所有牙齒問題

牙齒的保養與抗老化，說簡單實在很簡單，主要的原則就是隨時保持牙齒乾淨，乾淨到口腔無異味。吃完東西之後，一定要把澱粉類殘渣和牙縫間的肉屑、菜絲清乾淨，否則就會開始培養細菌。怎麼清呢？只要有三件工具就可搞定：牙刷、牙線、牙間刷。一般人通常只用牙刷，講究一點的知道用牙線，但很少人會用牙間刷，這點從大賣場的銷售量就知道。

通常牙刷只能刷掉表面殘渣，頂多再刷掉部分牙菌斑，牙縫之間一定要靠牙線和牙間刷。不相信的話，可以試試刷完牙再用牙線，保證還會再清出一些髒東西，若再用牙間刷，你會發現居然還有改善空間。

也就是說，如果你會用這三樣東西，這輩子就不用看牙醫了！應該這麼說，它們幾乎可以預防所有牙齒問題，只需要找牙醫洗牙，但不需要做任何牙齒的治療，因為根本不會有蛀牙、牙周病，也不必補牙、根管治療、植牙等。

我在2010年去日本旅遊，發現一種長短毛相間的牙

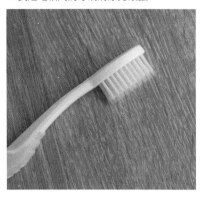
■ 長短毛相間的牙刷清潔力最強

刷，從此就愛上它了，因為這種牙刷的清潔力比其他牙刷都來得強。更值得高興的是，近年來臺灣的大賣場也開始熱賣這種牙刷，經濟包裝平均每支價錢才新臺幣十幾元，真的是超值又好用！

至於牙膏，我一直尋尋覓覓，想找到不含界面活性劑還會發泡的實在很難。而且刷牙的時候，牙膏多多少少會被吃下肚，所以我認為牙膏成分一定要「天然、可食用」，這個標準實在滿高的。到目前為止，我最常用的「牙膏」依序是：清水、無患子潔牙液、湖鹽或岩鹽。你沒看錯，其實清水加牙刷就能刷牙了，而且從刷出來汙垢的氣味和顏色，還可以偵測牙齒的健康。

有些人會使用漱口水，但我認為那只是漱心安的，我已經20年不用了。某個牌子的漱口水，漱幾次之後會讓味覺完全喪失，網路上有很多受害者在討論，也有人來找我看診，後來用麩醯胺酸，花三週的時間，好不容易才把病人的味覺恢復正常。

韓愈說自己年未四十就視茫茫、髮蒼蒼、齒牙動搖。這個「齒牙動搖」我想就是牙周病，它也是中老年人掉牙最主要的原因。如果已經齒牙動搖了，可以試試補充胺基酸鈣鎂、維生素C、酵母鋅，再加上熟睡充足，保持唾液的弱鹼性與充沛度，提高全身含氧量，就可以明顯逆轉牙周病，延緩掉牙的時間。

## 牙齒抗老化終極對策

● 善用牙刷、牙線、牙間刷

● 隨時保持牙齒乾淨

● 盡量使唾液分泌充分

● 保持唾液在弱鹼性

● 保持身體含氧量在98%以上

# 血管抗老化

## 血管老化常見症狀

- 總膽固醇和高密度脂蛋白膽固醇比值 >5
- 血管彈性變差
- 手腳冰冷
- 末梢麻木
- 頭暈
- 耳鳴
- 動脈粥狀硬化
- 血管狹窄
- 血栓
- 高血壓

- 心律不整

- 心絞痛

- 心室肥大

- 小中風

## ⦂ 血管衰退原因

- 飲食中氫化油、氧化油攝取過多

- 新鮮蔬果與抗氧化劑攝取太少

- 情緒壓力大

- 熬夜

- 體內自由基過多

- 大魚大肉與維生素 B 群不夠

## ⦂ 血管疾病問題，需從根源著手

　　血管就好像澆花的軟水管，久了可能會變硬、狹窄或堵塞。若是血管彈性變差、硬化斑塊導致通道狹窄，或是因為壓力大與天氣冷引起小血管收縮，這些現象都會讓血液不能充沛送到身體的末梢（手、腳、內耳、腎臟）。由於末梢

供血不足，心臟必須加壓才能把足夠的血液送達末梢，這樣一來，就形成了「高血壓」。

一般醫師都不理會高血壓的真正原因，但因為怕血管「爆裂」，所以不管三七二十一使用降血壓藥，硬是把血壓降下來。服藥的結果就是讓血壓下降，但末梢又供血不足，於是產生頭暈、疲累、勃起障礙等「副作用」，其實這只是回復到起初的原點而已。

血管問題雖會引發不同疾病，如：高血壓、動脈硬化、心肌梗塞、腦溢血、腦栓塞、靜脈曲張等，看似複雜，但不外乎是血管狹窄、堵塞、發炎、收縮、毒素累積等問題。只要針對血管的實際狀況補充營養，通常會有立竿見影的效果。舉例來說，高血壓如果是因為小血管不通暢，那就使用納豆激酶來溶血栓；如果是血管有發炎現象，維生素C和魚油就有很好的效果；若是因為末梢血管收縮，可以用胺基酸鈣鎂和銀杏。大部分高血壓只要對症下「藥」，血壓就可以在幾個月內恢復正常。

我在臨床上發現，愈來愈多人因為打鼾，隔天血壓偏高，這些人是老年失智症的高危險群，建議趕快處理打鼾的問題，以免到了不可收拾的地步。我在第73頁大腦抗老化提到的特製枕頭，能讓頸部維持一直線，睡眠中保持氣道暢

通，通常能緩解大多數打鼾症狀，建議可以嘗試。如果試過無效，再去醫院的睡眠中心治療。

## 注意飲食對血管的傷害

最近幾年，不論大陸或臺灣都爆發很多黑心食品事件。路邊攤反覆使用的回鍋油、不肖商人回收的地溝油與餿水油，黑心油品充斥外食市場。這些裂解的油品對血管的傷害很大，但因為血管的病變外表看不出來，許多人依舊視若無睹，照吃不誤。等面對高血壓、硬化斑塊、壞膽固醇等疾病，又鮮少有人會將病與劣油聯想在一起。只靠降血壓藥、溶血栓藥、降膽固醇藥來控制症狀，血管老化的問題就在不知不覺中持續惡化。

我在2006年就提出對膽固醇的看法，認為一天吃幾顆蛋沒有關係，重點在於食物是否氧化，並在多本著作裡詳述。2015年，美國政府公開承認：「食物中膽固醇和血中膽固醇沒有直接關係。」當年11月的《讀者文摘》封面標題是「最新發現：維持心臟健康飲食新理論 —— 關於膽固醇的全新知識」，但這所謂的新理論，不過是承認過去限制高膽固醇食物攝取的錯誤，但對於問題的癥結仍然摸不著頭

緒，實在落後自然醫學的認知很多年。

　　其實大魚大肉對血管的傷害，不是因為其中的膽固醇，而是來自同半胱胺酸，只要體內有足夠的葉酸與維生素B12，就能將同半胱胺酸代謝成無害的胱硫醚，想要更詳細了解相關內容知識，可以去閱讀《健檢做完，然後呢？》的第一章和第三章。

## ● 血管抗老化終極對策

- 疏通血管：納豆激酶、魚油、大蒜、山楂
- 保護血管：抗氧化劑（維生素C）、抗氧化水、魚油
- 放鬆血管：胺基酸鈣鎂、精胺酸、銀杏
- 排出毒素：斷食、排毒配方、排油汗、螯合劑、蔬果汁
- 不可以打鼾
- 不可有睡眠中止症
- 多吃好油（苦茶油、魚油）、少吃壞油（氫化油、氧化油）
- 檢測與降低血中同半胱胺酸，補充維生素B群
- 抗發炎生活習慣：熟睡充足、黃金四小時、紓壓腦波訓練

# 生殖能力老化

## 生殖能力老化常見症狀

| 男性 | 女性 |
|---|---|
| 精子品質下降<br>（數目減少、活動力下降、畸形變多） | 卵子品質下降 |
| 晨勃頻率降低 | 月經稀少 |
| 陽痿（不舉） | 月經延遲 |
| 早洩 | 提早停經 |
| 不孕 | 血塊 |
| 精子數目減少 | 習慣性流產 |
| 精子活動力下降 | 經前症候群 |
| 前列腺增生 | 更年期症候群 |

## ⠐ 生殖能力衰退原因

- 營養不足
- 毒素過多
- 運動不夠
- 生殖器官慢性發炎

　　臺灣的生育率是全世界最低，2010年數值來到0.895，意思是平均每一位育齡婦女只生出0.895個小孩，因此臺灣的總人口數正急速萎縮中。有很多人不生小孩是因為害怕養不起，但其實也有不少是因為「不孕」。

　　看診多年，我發現高科技業（如臺灣的竹科和美國的矽谷）生育率是最低的，有些人怎麼都生不出來，即使生出來，也有很高比例有健康問題，例如各式過敏、體弱多病、先天性疾病，甚至自閉症、過動兒、腦性麻痺等也愈來愈多。

　　**現代人不孕的原因是精子與卵子的品質下降，以及母體受孕環境不佳。**幾十年前，婦女看婦產科的主要原因是想要結紮，因為生小孩實在太容易了；現在看診的婦女則是想生卻生不出來。根據統計，近五十年來男性的精子數目，每年減少1%，女性生殖器官發炎或有腫塊的人數也愈來愈

# 臺灣1981～2015年總生育率

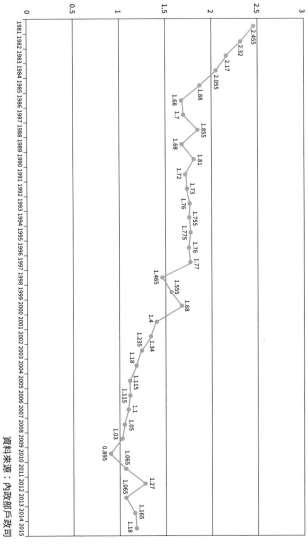

資料來源：內政部戶政司

■ 臺灣歷年總生育率不斷下降，2010年更是全球倒數第一名

多。生殖器官的主要功能就是「綿延後代」，如果生殖能力提早老化，又怎能生出健康寶寶呢？

## 如何判斷男性生殖能力早衰？

健康成年男性在每天早上天亮前，由於睪固酮升高，會有陰莖自然勃起的現象，叫做「晨勃」（morning erection），由於不好意思直接講明，我都暱稱為「搭帳篷」。

搭帳篷是判斷男人性功能好壞的重要指標，也是健康成熟男性每天早上該有的正常反應，前面我曾提到，人類的壽命應該是120歲，因此到了50歲還是很年輕的，甚至70歲的男性天天搭帳篷也沒問題。然而，現代人卻很少達到天天搭帳篷的標準，不要說50歲了，就連三十多歲的年輕人也很少如此。

很多病人或讀者聽到我的說法，都會說：「怎麼可能天天搭？一個禮拜搭一次就很好了！」事實上就是可能，而且應該如此，只是現代都市男性因飲食偏差、過度操勞、毒素過多，導致很多在30歲就有生殖力老化現象。

健康的年輕男性在射精後，會稍微感覺疲累，但稍作休息就能恢復體力。隨著年紀增長，射精後復原需要的時間

愈來愈長，晨勃的頻率愈來愈少，都可以當作成年男性自評生殖能力的簡易指標。如果沒有天天晨勃，射精後非常疲累、怕冷或怕熱、頭暈或頭痛、自汗、盜汗、易感冒、不舒服好幾天，表示身體很虛弱，也就是中醫說的「腎虛」。

以上是自評的幾個標準，若要客觀判斷，則要到不孕門診蒐集精子，在顯微鏡下看精子的形狀、數目、活動力。

## 如何判斷女性生殖能力早衰？

健康成年女性每個月會正常排放月經，而且排月經時只會稍微疲累，而不會疼痛或出現大量血塊。如果月經時非常不舒服、小腹疼痛、經血稀少、嚴重疲累、怕冷或怕熱、頭暈或頭痛、自汗、盜汗、易感冒、需要請假，這也是「腎虛」的症狀，如果不趕緊調整身體，生殖器官就會提早老化，甚至提早停經。

女性生殖器官的毛病比男性複雜，除了「虛」之外，還有「氣滯血瘀」的問題。舉凡經期不順、經前症候群、月經不規則、很久不來偶爾卻來很多……從自然醫學的角度來看，這些都是荷爾蒙不平衡所致，但在中醫看來可能屬於「氣滯」，若不予理會，慢慢會變成「血瘀」，這時月

經血塊會很多，或是舌下靜脈呈紫色。若還是不管它，最後就變成「癥瘕」（腫瘤），如果是良性的，就是子宮肌瘤（uterine fibroid）、卵巢囊腫（ovarian cyst）、子宮內膜異位（endometriosis，又稱巧克力囊腫）等，如果是惡性的就是癌症。

所以中醫將婦科問題分為兩大方向，第一個方向是「虛」，以臟腑角度來看是「腎虛」，以氣血角度來看是「氣虛」、「血虛」。第二個方向是「氣滯→血瘀→癥瘕」進行式。中醫雖然沒有荷爾蒙的概念，但以這種歸類的方式治病，我覺得也滿精準的，而且效果很不錯。若能結合自然醫學與中醫一起治療，療效會更好。不過現在要找到一位辯證明確、用藥精準的好中醫，實在是不容易的一件事。

## ⫶ 如何逆轉生殖能力早衰？

無論是男性排精液或女性排月經，都是排放出身體的精華或血肉。身體健康的年輕人排放這些東西後，可以促進新陳代謝，對身體是有幫助的；身體早衰的人排放後會覺得不舒服甚至生病，因為身體禁不起排出這些精華，害怕來不及補充，就誘發了「捉襟見肘」的不舒服反應。

其實《黃帝內經》在二千年前就總結：「虛則補之，實者瀉之；寒者熱之，熱者寒之。」中醫在這方面的看法雖然籠統，但確實滿管用的。由於中醫將生殖能力歸納在「腎」，排精液或排月經後如果怕冷，就是「腎陽虛」；如果怕熱，就是「腎陰虛」。腎陽虛（怕冷）的人，我臨床上會使用右歸丸或用天然甲狀腺素；腎陰虛（怕熱）的人使用左歸丸，女性則可以用塗抹型的天然黃體素。

　　如果只看得出來腎虛，但搞不清楚寒熱，或不管是寒或熱，都可以使用頂級花旗參、催化牛蒡，前者速效，後者緩效，把身體補起來之後，就會很舒服。補充的時機非常重要，通常是在射精後或月經完畢連續幾天，效果最明顯。

　　此外，男性還要對付前列腺增生的老化現象。臺語有句話說：「少年射過溪，老了滴到鞋。」就是在描述老人家前列腺增生壓迫尿道，使排尿不順，尿完後滴滴答答，還會滴到鞋子。由於尿道受壓迫，使膀胱不能徹底排光尿液，所以會頻尿，半夜也要多次起床排尿。前列腺增生也稱「前列腺肥大」或「攝護腺肥大」，都是在講同一件事。自然醫學在這方面有很好的方法，就是用酵母鋅和鋸櫚籽（saw palmetto），對於前列腺炎、貯精囊炎、不孕、陽痿等都有幫助。

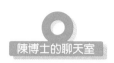

# 威而鋼 vs. 中藥

你知道威而鋼（Viagra）的市場有多大嗎？光在美國就有20億美元的營業額。在臺灣，壯陽藥市場一年也高達12億臺幣。一顆威而鋼售價高達25美元，為什麼這麼貴，大家還是趨之若鶩？答案是：因為有需求。

中藥裡面的淫羊藿、巴戟天、肉蓯蓉、韭菜子、鎖陽，其實都有不錯的壯陽效果，也不會有威而鋼的副作用，例如頭痛、潮紅、消化不良、鼻塞、視力模糊等。幾年前，我無意間發現牛蒡經催化之後，也有很好的壯陽效果，而且它屬食品，而非藥物，更加安全。

不管使用壯陽中藥或催化牛蒡，有兩點要注意，第一，天然植物的藥效較慢，要吃幾週之後才見效，不像西藥一吃，幾小時之內馬上有反應。第二，天然植物雖然沒有明顯副作用，但若服用過量，也會有勃起太頻繁、干擾睡眠的困擾，這時就該減量或是停用。如果要快速消滅壯陽的效用（俗稱倒陽），可用淡竹葉煮水喝，或服用科學中藥「白虎湯」，見效即停。

總之，很多男性為了追求「性福」，私底下亂吃壯陽藥，這是有風險的。我認為必須培養正確的觀念，先檢視身體是否早衰，用本書中所提到的睡眠、運動、紓壓、營養等方法，把身體調好，若真的需要壯陽藥，則必須評估其利弊與副作用，建議不妨先從中藥或催化牛蒡開始，與威而鋼相比較為安全。

# 皮膚抗老化

## 皮膚老化常見症狀

- 皺紋
- 皮膚較乾
- 表皮變薄
- 皮下脂肪變薄
- 皮膚較透明
- 黑斑
- 白斑
- 肝斑
- 彈性減少
- 痣

- 疣

- 血管瘤

## 皮膚衰退原因

- 紫外線傷害
- 結締組織脆弱
- 汗腺退化
- 皮脂腺退化
- 血管脆化

## 紫外線、保濕不足是皮膚大敵

　　我不是美容整形專家，自己也很少使用皮膚保養品，但我發現即使是同一個人，身上不同部位的皮膚，老化的速度也截然不同。你知道全身最「細皮嫩肉」的地方在哪裡嗎？答案是「肚皮」，70歲老太太的肚皮，看起來可能和10歲小女生差不多細膩。反之，全身最老的皮膚，就是「臉」。如果你曾看過農夫和船員，會發現他們的臉相當粗糙，暗沉、皺紋非常明顯，真是一臉滄桑的感覺。但若有機

會看他們的肚皮或屁股，你會發現那些部位並不蒼老。這是為什麼？我個人認為是紫外線和保濕不足二個問題。

人的臉部隨時暴露在外，接受風吹、日曬、嚴寒、酷熱，受到紫外線的傷害和冷熱的刺激最多，但肚皮被衣服包覆一輩子，很少出來見人，既避開了紫外線，又保持濕潤，因此最不容易老化。

我曾在美國南方一個黑人城工作過，除了中國餐館的員工、公家機關的幾位高階主管外，全城都是黑人。看過老老少少無數黑人之後，我發現黑人的皮膚老化速度非常慢。60歲的黑人女性，皮膚比30歲的白人女性還要年輕，這是因為黑色素有保護作用，能讓皮膚免受紫外線傷害。

## 擦在皮膚上面必須食品級

身為黃種人，我們的皮膚老化速度介於黑人和白人之間。如果能避免紫外線傷害，加上善於保溼、保養，皮膚就能老化得慢一點。

提到保養，不免會想到各式各樣的保養品，但我的標準很高，不建議使用人工合成的保養品與化妝品。我曾看過許多長期使用人工保養品和化妝品的案例，好像保養得愈

勤，皮膚老化愈快。由於皮膚會將任何擦到皮膚上的東西吸收進身體，所以我堅持擦到臉上與身上皮膚的東西，一定要食品級才可以。根據這個前提，面霜、護膚乳液、化妝品、口紅、香皂、洗面乳、洗髮精……統統要是食用級。市面上的洗面乳和香皂，原料都是用礦物油，對皮膚並不好，應該找原料是可食用植物油的產品，如果找不到這麼高等級的保養品，可以拿苦茶油和椰子油來擦皮膚。有鑑於此，我也在美國的診所販售天然手工皂、天然洗髮液、天然染髮劑、天然口紅、抗敏乳膏。

至於「保濕」，我認為最好的保濕液就是天然絲瓜水，只要擦完後再上一層天然乳液就很好。如果要保持皮膚Q彈，還要搭配足夠的熟睡時間、紓壓、肌肉訓練、補充維生素C、補充第一型膠原蛋白等。尤其維生素C是體內胺基酸聚合成膠原蛋白最重要的營養素[12]，如果攝取不足，隨著年紀增長，腎上腺皮質醇持續分泌，皮膚就會失去彈性、愈來愈薄。

想避免皮膚老化，還要注意「毒素」的問題。前面提

---

註12 Murad S, etc. *Regulation of collagen systhesis by ascorbic ascid*, ProcNatl Sci USA. 1981 May; 78(5):2879-2882.

到的「肝斑」，就是肝臟太操勞、解毒功能低下而產生的皮膚現象。很多毒素會讓皮膚暗沉、長斑、長瘡、長疹子，很多人長期吃地溝油或餿水油，皮膚因此長瘡、長疹子；而多氯聯苯中毒所生的爛瘡，長達數十年不消退；氫化油吃太多不僅不易排出，還容易使皮膚粗糙、乾燥。由此可見食物中的毒素，與皮膚、黏膜的健康有密切關聯。

過去五年，我在臺灣有八次嘴唇腫起來的經驗，推測是吃到含有劇毒農藥的水果。面對這種情況，使用維生素 C、魚油與排毒配方，可以加速痊癒；當中毒很腫、很癢的時候，可以用冷熱療法（contrast hydrotherapy），沖熱水，敷冰塊，連續三回，既可止癢，又能加速毒素代謝。

## 皮膚抗老化終極對策

● 避免紫外線傷害
● 保濕
● 維生素 C
● 第一型膠原蛋白

# 對抗老化，大道至簡

# 從容的健康，
# 建立在正確的知識上

## ● 資訊爆炸，一輩子吸收不完！

最近幾年，我發現電視節目愈來愈多，一輩子也看不完！在臺灣，有線電視有一百多臺，還有數位電視、中華電信MOD。若想看中國大陸的節目，買個機上盒（TV box），連上網路就能免費收看好幾百臺頻道，還有無窮盡的電視劇、電影、綜藝節目、音樂節目等，應有盡有。在美國，若是買一臺Apple TV、Amazon Fire TV、Roku TV，也是有看不完的節目，例如Pluto TV、XBMC、Kodi、YouTube、TED，光是YouTube就有無窮無盡的影片可看。華人還可以看風行網、搜狐、VoiceTube。

透過機上盒，我們幾乎可以看到全世界的電視，而且

免費！在從前只有中視、華視、臺視的年代，節目選擇有限，晚上唱完國歌後就什麼都沒有了，實在很難想像現在居然有無數節目與影片，24小時沒有限制，時代真是和過去不一樣了！

現在是資訊爆炸的時代，全球兩、三年內累積的知識，大約可與過去1750年相比，而且以更快的速度在倍增當中。若要看電視，一輩子都有看不完的節目；若要看書，到圖書館、書店，總有看不完的書。如果會多種語言，那有更多的書可以看 —— 中文書、英文書、日文書、簡體中文書，幾輩子也看不完。

同樣的，如果我們想了解某個健康議題，除了看電視、到書店看書，更可以上網Google，什麼健康問題都有答案。但問題來了，到底哪一個電視節目說的才是對的？哪一本書說的正確？哪一篇網路文章可靠？這就值得商榷了。

## ● 為了健康，必須培養分辨是非的能力

最近很多人問我：「雞肉可不可以吃？」我覺得這問題真奇怪，雞肉為什麼不能吃？經過細查，原來網路上有人謠傳癌症病人不能吃雞肉，容易擴散、復發。結果這社會就被

撕裂成二派，一派人說可以吃雞肉，另一派人說不可以吃雞肉，原來雞肉也能像藍綠政黨一樣撕裂社會，這一點實在很無聊。

十幾年前，每次我媽煮滷蛋給我爸吃，餐盤上就堆滿一顆顆的蛋黃，因為「醫生說蛋黃膽固醇太高」，所以沒人敢碰。我看了就把蛋黃一顆一顆吃下肚，因為事實上蛋黃非常營養，而且與體內的膽固醇無關。

更早以前，專家言之鑿鑿，說豬油不能吃、椰子油不能吃，吃了飽和脂肪會堵塞血管。這是真的嗎？那麼，為什麼豬還沒把自己堵死呢？菲律賓人每天吃椰子油，為什麼心血管疾病罹患率反而是全球最低？

在我剛出生的年代，連母奶都不能喝。我是在臺北婦幼衛生中心出生的，據爸媽說，是當時全臺灣最好的生產中心。我剛生下來，醫護人員就告訴我媽：「母奶不營養，不能吃母奶，要吃嬰兒配方奶。」我媽媽很聽話、很配合，所以只給我喝一個月的母奶，就斷奶了，其他時間就從林口去臺北車站附近排隊，省吃儉用買了全臺灣最貴的奶粉給我喝；而我的二個妹妹就沒那麼「講究」了，她們母奶喝很久，很晚才改喝奶粉。結果喝牛奶長大的我，體質反而比二個妹妹還弱。

說這些故事就是要告訴讀者，社會上有很多知識是錯誤的、是誤導的、是騙人的。商場如戰場，廠商為了賣奶粉當然貶低母奶；為了賣沙拉油當然說豬油會堵塞血管；為了賣消炎藥，當然說維生素C沒效。這世界上存在太多的謬誤和迷思了。

　　因此，孟子在幾千年就說過：「盡信書，不如無書。」這裡的書不限於「書籍」，也可以指專家、教授、達人、廠商，甚至政府。孔子也說：「學而不思則罔，思而不學則殆。」意思是，我們必須培養分辨是非的能力。

　　想要身體健康，其實很簡單。只要具備正確的觀念及正確的技術，即可達到。可惜學校花太多時間教我們數學、語文、理化、史地，卻從未教我們如何提升健康，頂多只教導要勤洗手，流感期間少出入公共場所，怕飛沫傳染可以戴口罩，感冒要看醫生，多休息、多喝水，然後呢？

　　很多人的健康知識就像家常菜一樣，靠著一代一代傳承下來，不然就是自行摸索。有人運氣好，可以摸索出一條正確的道路，有人運氣不好做錯了，就生病。到醫院拿藥、動刀，常常不能根治，反而副作用一大堆，護士和營養師來上衛教課，內容枯燥繁瑣，好像也沒太大幫助，到底該怎麼做呢？

學校也沒教我們如何生涯規劃、如何提高收入、如何向上爬升、如何開創事業之類的實際知識。記得有一次我去馬來西亞演講，主辦單位派給我一位助理，工作非常認真，早出晚歸，態度樂觀積極進取。她與我分享：「如果留在鄉下，一個月的薪水只有馬幣900元（約新臺幣7,200元）；如果到吉隆坡，薪水就變成馬幣2,200元（約新臺幣17,600元）；如果到新加坡，就跳到馬幣6500元（約新臺幣52,000元）。」也就是說，同樣是大學畢業，只要到不同的都市，薪水可以三級跳，如果到美國加州，收入就更高了！不同的城市、不同的職業、不同的位階，收入都不一樣，這件事學校並沒有教我們。

　　學校教育也沒教我們如何認識、處理自己的情緒。人類情緒有等級之分，從低到高，可簡單區分為：冷漠→恐懼→憤怒→敵意→愉悅→熱忱。情緒的等級可以提升，但也容易被壓抑。

　　大部分的人就像動物一樣，被自己的情緒操控，甚至很多家庭教導錯誤，用錯誤的方式讓人產生更多負面情緒，因而起起伏伏、吵吵鬧鬧、鬥得你死我活、心懷怨恨、挑撥離間、失望無助……社會新聞的凶殺鬥狠事件這麼多，其實不是沒道理的。

我很納悶，為什麼學校教了許多三角函數、理化公式、人名、年代等知識，耗費了我們大量的青春，占據、僵化了我們潛力無窮的大腦，但許多重要的生活技能，如健康常識、工作態度、社會架構、情緒管理，反而都被忽略了。我愈了解之後，愈覺得自己有這個責任與熱忱，要告訴大家實用、正確的知識。

## 健康知識的傳遞，重點在「化繁為簡」

　　30年前，我在臺大醫學院讀書的時候，有個教授很厲害，他上課不用講義，講述的內容非常龐雜，多到我們根本背不起來，全班同學一方面擔心考試會被當掉，另一方面都很佩服他，腦袋怎麼可以記住這麼多知識？

　　15年前，我到美國工作幾年後再讀一次醫學院。由於文化差異，我發現美國的醫學院和臺灣很不一樣，他們不強調記憶與背誦，而非常重視理解與啟發。一些教授上課也不用講義，但是一堂課講下來，我就完全都聽懂了，理解後覺得這些道理好簡單，什麼都不用背就記住了。

　　你覺得哪個教授厲害？是前面學富五車、記憶驚人的教授呢？還是後面循循善誘、輕鬆易懂的教授？

我的答案是後面的教授厲害！因為他真正融會貫通了，知識就變得很簡單。前面的教授教得很複雜，學生都聽不懂，只好硬背（說不定連教授自己都搞不懂）；不過他竟然憑著超強記憶力背下全套知識，難怪能成為臺灣教育體系之下的佼佼者，但我的記憶力沒那麼好，所以要我硬背，怎樣就是記不住。

　　現代資訊爆炸，可以獲取各式各樣的知識，就好像四通八達的高速公路系統一樣，但到底誰才是對的？我們腦袋裡的醫療知識就像糾成一團的高速公路。不相信可以聊聊天，就知道大家的觀念都糾纏不清，似乎什麼都不能吃、什麼病都治不好。

　　我從19歲進醫學院開始，每天都在思考健康的問題，讀遍西醫、中醫、自然醫學，有很多張正統的醫療執照，看了很多病人，要舉出50點、100點促進健康的方法，都非難事，但我認為知識是「大道至簡」，真正融會貫通後的道理，通常都非常簡單。就像《論語》這本書有許多章節，但可以用二個字講完，那就是「忠恕」，甚至還可以用一個字闡述，也就是「仁」。

　　我花了30年思考、整合、歸納、去蕪存菁，將所有促進健康的方法濃縮到最後，可以總結成「促進健康三大精

髓」，就是「營養」、「放鬆」、「運動」。任何人只要做對這三點，就可以得到健康、延緩老化，甚至整體感覺年輕20歲。

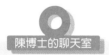

陳博士的聊天室

## 生理學到底要怎樣學？

記得以前在臺灣讀生理學時，都要背很多數字和原理，甚至畢業後考預官還考過一題：「男性的血紅素正常值是多少？」這是記憶性的題目，單純靠死背，一點推理都沒有。後來到美國念生理學時，教授不准我們死背，一發現是死背就扣分，所以我從第一堂課到最後一堂課，在課堂中的每一分每一秒，都要不斷思考和推理。考試雖然可以翻書，但在書中找不到「標準答案」，那一門課對我啟發很大。

近幾年來，我發現臺灣談健康的電視節目如雨後春筍，一個個冒出來，而且一集接一集，總有講不完的內容，當然我也很榮幸常受邀上節目。不過我常在錄影或收看這類節目時，心想：「有必要講這麼複雜嗎？這樣對觀眾的健康真的有幫助嗎？還是只是增加負擔？」

我甚至發現有些節目會誤導觀眾。某年我剛從美國回

臺，看到一個節目正在討論亞硝酸鹽，從香腸含有亞硝酸鹽談起，後來說到有機蔬菜也含有大量亞硝酸鹽，主持人和所有專家下了結論：「吃有機蔬菜也要很小心，過量也會致癌。」節目就在這裡打住，結束了。我看了以後完全傻眼，什麼跟什麼啊？這根本是誤導和恐嚇！古人每天吃有機蔬菜，難道都得了癌症嗎？

真實情況是，人體內的維生素C會阻止亞硝酸鹽轉換成亞硝酸胺，亞硝酸鹽並不會致癌，亞硝酸胺才會致癌。重點是我們應多攝取維生素C豐富的食物（如新鮮蔬果），或是額外補充維生素C營養品，這樣就能避免亞硝酸胺的潛在危險，不必擔心致癌。然而，整個節目卻沒有提到維生素C，試問，有幾位觀眾能搞清楚其中奧妙？又有多少觀眾看完節目後，就真的不敢吃太多蔬菜了？

我想是因為臺灣屬於中華文化的一部分，封建與威權的影響還在，比較不像西方文化那麼鼓勵自由創作，民眾也不習慣獨立思考，常常照單全收、以偏概全，容易被煽動與誤導，我們必須在這方面多加努力。

# 促進健康第一精髓：
# 營養

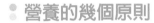

## 營養的幾個原則

什麼叫營養？簡單說，就是吃該吃的，不吃不該吃的；吃下去的身體能吸收、轉換。

### 吃該吃的 —— 陳博士飲食 15 點原則

我把所有飲食的問題，整理集結為 15 點原則，每天身體力行，同時也告訴病人和讀者要這麼做。任何人只要願意遵循，就能強身、治病、抗老。大致而言就是要吃有機、無汙染的食物，同時食物比例要正確。細節在其他著作中曾談過，以下就簡單說明。

### 1.完整食物：

吃地球上長出來、養出來的原形食物，少吃加工食品，因為加工過程中加了什麼、用什麼方法，消費者很難掌握。

### 2.有機食物：

用原始土壤與微生物養育出來的食物，才能提供足夠的營養。農藥和化肥養大的蔬果雜糧，虛有其表，營養素不夠，口感也不佳。

### 3.食物四分法：

丟棄飲食金字塔吧！改用最適合現代人的食物比例。特別要注意生熟比，一比一是健康最底線。

### 4.多吃好油、少吃壞油：

90%臺灣人每天吃壞油而不自知，其實黑心油品尚未消失，千年油鍋始終存在，食品安全仍有待努力。

### 5.每週外食不超過二次：

外食充滿地雷，不論是壞油、人工調味劑、汙染、有害食品添加劑、劣質來源，防不勝防，長期外食遲早要付出慘痛的代價，建議還是慎選食材、多在家開伙比較好。

## 6.吃解藥：

吃到不潔食物要吃腸益菌，吃到油炸物要吃維生素C，吃到味精要吃有機水果或排毒配方當解藥。不過有些壞成分目前沒解藥，如反式脂肪或大量重金屬，要避免不小心吃到。

## 7.低溫烹調：

高溫烹調會破壞食材的營養素，盡量避免煎、炸、燒、烤，改用水煮、清蒸、涼拌、生食等低於攝氏100度的烹調方法。

## 8.新鮮蔬果汁：

有些體質或疾病需要大量攝取植物生化素，光靠日常蔬果攝取恐怕不夠，可善用調理機或榨汁機適量補充。由於水果糖分過多也會增加身體負擔，故建議蔬果汁的健康比例，水果不要多於50%。

## 9.餐前飢餓感：

餓了才吃，若不餓，就跳過不吃，下次記得上一餐少吃一些。每餐要吃多少，以下一餐餐前30分鐘會有飢餓感為基本原則。

## 10. 睡前空腹感：

睡前三小時（甚至五小時）內不能進食，以保持睡前空腹，否則食物會在睡眠中亂竄或囤積，導致淺眠多夢和中廣肥胖。

## 11. 吃八分飽：

記住，長壽村裡沒有一個胖子。攝取過多食物會增加腸胃負擔、增長肥肉、誘發發炎。幾十年前的動物和人體實驗早已證實，控制每餐不過飽，是健康長壽最簡單、有效的方法。

## 12. 腸胃最佳化：

提升腸胃功能的方法有適時適量補充胃酸、消化酵素、腸益菌、催化牛蒡、紓壓、針灸足三里。此外，膳食纖維對腸道十分重要，能促進腸胃蠕動、增加排便量、餵養腸益菌、吸附重金屬與毒素。若有腹瀉、便祕、腹痛、消化不良，則必須徹底解決問題根源。

## 13. 少吃過敏原與毒素：

大部分人都有食物過敏，必須盡量查出自己急性、慢性過敏原，加以避免。毒素無所不在，必須積極主動阻毒、

解毒、排毒。

## 14. 適量補充天然維生素與營養品：

現代農業土壤反覆耕種、大量使用化肥，食物空有熱量沒有營養，加上壓力太大，現代人體內普遍缺乏各種微量營養素。要了解自己體質與特殊需求，適時適量補充對症的營養素，如維生素C、胺基酸鈣鎂、有機綜合維他命、酵母形式的維生素B群，營養素充足就不會刺激太多腎上腺荷爾蒙的分泌，能減緩老化速度。當然，盡量挑選天然、無額外添加、有機認證、高品質的營養品，以免破財又傷身。

## 15. 抗氧化水：

喝水很重要，老化會使人逐漸喪失口渴的感覺，所以愈老愈需要提醒自己喝水。潔淨水可以幫助身體排放廢物，促進新陳代謝，養顏美容。抗氧化水還可以協助身體抗發炎，好處多多。

## 不吃不該吃的

日常生活充斥各種垃圾食物、加工食品、黑心食品、過敏原、環境毒素，我們應該要培養分辨的能力，避開對身體有害的成分。否則一方面在建設，另一方面又在破壞，其

實就只是做白工。

雖然這些破壞因子，每個單獨看可能都微不足道，但不能忽視「積沙成塔」的力量，防腐劑、抗生素、農藥、化肥、人工色素、重金屬汙染、回鍋油、反式脂肪、塑化劑，全部加成起來，破壞力量其實超過你我想像，壞東西的聚集也是「一加一大於二」。

如果吃進身體不需要的，則要想辦法把它趕快排出體外，因為破壞因子囤積在體內，就會持續造成傷害，加速老化。

## 身體能吸收

很多人從小就瘦弱，怎麼吃都吃不壯，不免令人納悶：「到底食物都吃到哪裡去了？」答案是：「沖到馬桶裡去了。」

什麼意思？因為消化吸收的能力不好，所以食物進入身體又跑出來，這種消化吸收不好的情況，就是中醫所說的「脾虛」。

從中醫的角度來看，要加強消化吸收的能力，就是選用「健脾」的中藥方，如香砂養胃丸、參苓白術散、理中丸等。

從自然醫學的角度來看，如果腸胃不善吸收，就補充一些胃酸、消化酵素、腸益菌、活化腸胃功能的草藥來幫它一把，或是多補充一些天然營養素。

## 身體能轉換

當我們吃下營養素之後，身體能不能把它轉換成荷爾蒙、酵素、細胞、肌肉、力氣、體溫呢？「轉換」是個相當重要，卻容易被人忽略的問題，而最常見的轉換障礙就是腎虛和甲狀腺功能低下。

中醫所指的「腎虛」，就是自然醫學說的「腎上腺功能衰退」。除了腎上腺外，自然醫學還發現甲狀腺功能低下也是常見的現象。腎上腺和甲狀腺真的是難兄難弟，症狀也常混合出現（就是一些俗話說很「虛」的狀態），老化也特別快，例如疲倦無力、腰痠背痛、容易感冒、腸胃不適、拉肚子、便祕、殘糞感、嗜睡、失眠、自汗、盜汗、容易過敏、皮膚乾燥等。

腎上腺衰退可以用頂級花旗參或催化牛蒡提升；甲狀腺低下只要補充天然的甲狀腺素，很快就能舒緩，遠比十全大補湯強效且安全多了。

## ● 日常飲食，如何吃出健康？

俗話說：「民以食為天。」不過近一百年來，現代化農業和食品加工業的興起，導致現代人每天吃的東西和以前有很大的差別。大部分慢性病的成因都和「吃錯食物」有關係，想要吃出健康，就必須吃對才行。**可惜大部分人吃東西是根據「喜好」和「預算」來考量，而不是根據「營養」的多寡與「恰當」與否。**

如果能遵循我前面所講的「飲食15點原則」，挑選適合自己的營養，避開不適合的物質，配合下面的「抗老化飲食四大招」，要維持健康、逆轉老化自然事半功倍。

## 抗老化飲食四大招

### 第一招：食物四分法與三野飲食

「食物四分法」是我在2002年提出來的飲食模型，當時在美國、臺灣、星馬大力推廣，極受好評，影響甚遠。2011年，美國農業局也放棄使用20年的「食物金字塔」，改推廣「我的餐盤」（My Plate），與我提倡的食物四分法幾乎相同。關於食物四分法的詳情，可參考http://www.thpa.

tw/DOC_1866.htm（行動裝置可掃 QR Code 觀看）。

　　2015年，我提出「三野飲食」，也就是吃野菜、野果、野生動物（這裡的「野」，意思是「天然」），這對血糖不穩、肥胖、消瘦、免疫力低下、喜愛麵食、三高、代謝症候群等體質的人尤其重要，這種最適合人體運作、最符合大自然規律的飲食法，與食物四分法有異曲同工之妙。

## 第二招：肚子有點餓才吃

　　如果到了用餐時間還不餓，就跳過那餐吧！同時也提醒自己之後不要吃那麼多，每餐要吃到下一餐之前會肚子餓為標準，也就是七、八分飽。

　　通常年紀愈大，消化功能愈退化，新陳代謝也會降低，食量和胃口便愈來愈小，愈來愈不想吃東西，營養因而不夠，身體就變虛弱，離死亡也更近。面對這種情況，解決辦法不是強迫餵食，而是要想辦法提升腸胃道功能，讓身體有胃口去吃。

## 第三招：哪一餐比較重要？

　　早餐最重要，其次是午餐，晚餐可以少吃或省略。為什麼晚餐可以省略？因為天黑後準備要睡覺了，不需要吃太多食物，只要一點點就足夠，這是大自然的規律。

不過現代社會在天黑後通常是燈火通明，大部分人還要忙碌五、六個小時才睡覺，所以可以吃晚餐，不過不能吃太多，絕對避免肚子裡帶著食物入睡。但現代人通常相反，早餐不吃，中午隨便吃，很晚才下班，回家飽餐一頓之後入睡，難怪會有一堆問題。

建議年長者在就寢前五個小時吃完晚餐，年輕人則要在入睡前三個小時吃完晚餐。否則澱粉被消化成葡萄糖，睡夢中在身體到處流竄，要不是干擾大腦，讓人作夢或淺眠，就是囤積在腰腹，使人變成中廣肥胖。

## 第四招：高密度營養食物

年紀愈大的人愈要吃高密度營養食物（nutrition-dense food，簡稱 NDF），同時避免吃垃圾食物。所謂垃圾食物，就是只有熱量而沒有營養素，如白米飯、白麵包、饅頭、甜食、漢堡、薯條、洋芋片、甜甜圈、餅乾、蛋糕、飲料。

所謂的「高密度營養」，就是在最小單位體積裡面，能攝取到最多的養分。前面我們提過，人要保持最佳健康狀態，需要攝取約 90 種微量營養素，其中有 60 種是礦物質，但玉米生長只需要六種營養素，因此不要以為買很多蔬菜水果，統統吃下去，身體就能健康，因為用化肥養大的蔬果缺

乏各種微量元素。不要相信提倡慣行農法的商家或學者，說什麼用化肥的蔬果營養成分和有機的一樣，那是不可能的事。他們只是比較幾種「指標性」的營養素，而不是全面性的比較。原始土壤和化肥養大的蔬果，味道真的不一樣，營養成分更不一樣。

值得注意的是，即使標榜「有機蔬果」，也不能保證就有足夠營養。因為如果一塊農地反覆耕種或土壤貧瘠，營養素是不夠的，最好能尋找原始土壤來耕作，或是化驗土壤裡的礦物質比例，想辦法改良土壤。記得以前我住在西雅圖，超市常看到加拿大進口的「有機」番茄，但我不太喜歡吃，因為吃起來感覺味道很淡、不夠香甜。後來到溫哥華參觀，才發現這些番茄都是水耕的，完全沒接觸土壤，只是把根泡在水裡，靠「水性肥料」養大，我不認為這種蔬果可以列入有機，也不鼓勵攝取。

以原始土壤耕作的深綠色有機蔬菜、氣味濃厚的有機水果、有機堅果類、自然放牧的肉類與魚類、自然放牧的雞蛋、天然辛香料，都是高密度營養的食物。此外，年長者可以多吃堅果類來補充營養，因為種子是整株植物的營養集中處，所有維生素、礦物質等營養素最豐富，尤其胚芽的營養濃度最高（而大家常吃的白米就是把胚芽拿掉，

所以很沒營養）。

如果不能每一餐都攝取到高密度營養食物，就有必要攝取高品質的天然營養補充品，如天然維生素、礦物質、魚油、葉黃素、藍藻、卵磷脂、啤酒酵母、小麥胚芽、黑白芝麻粉等。

## 營養補充品，彌補食物的不足

### 善用抗氧化劑，可以幫助對抗老化

本書第一章提過，在眾多抗老化理論之中，最廣被接受的是「自由基理論」。補充足量的抗氧化劑去中和體內過多的自由基，降低氧化壓力，可說是抗老化最直接、簡易的方法。

一般人最耳熟能詳的抗氧化劑，莫過於維生素C了。基本上，全世界的哺乳動物都會自行製造維生素C，但有四種動物不會 —— 人類、猩猩、天竺鼠、蝙蝠。那麼，不會製造維生素C會不會有什麼危害呢？在遠古時代其實沒什麼差別，因為原始人沒有麥當勞，沒有飲料，也沒鹽酥雞或臭豆腐可以吃，整天都在吃野外的天然蔬果，一天可以從食物中吃到2.3公克維生素C，對人體而言相當足夠，所以沒有健

康上的問題；反觀現代，美國人平均一天才吃0.07公克，遠遠不夠。

## ■ 貓的實驗證明熟食加速老化

現代人不僅抗氧化劑攝取得少，還吃了太多剝奪抗氧化劑的食物，讓健康問題雪上加霜。美國的法蘭西斯‧布登傑（Francis Marion Pottenger）醫生花了五年，用109隻貓做了一項實驗：將貓分為兩組，一組吃生肉、生奶，另一組吃熟肉、熟奶，結果吃生肉的那組沒有一隻生病，健康長壽。吃熟肉的那一組，牙齒、毛髮、骨骼關節、肝臟、腦部、脊髓全部退化 —— 這些症狀像不像現代人常見的問題？人類把食物煮熟、烤熟、炸熟、煎熟，甚至煎到焦掉以後再吃下去，不但把維生素C與許多營養破壞了，甚至產生許多自由基和致癌物質，這就是該吃的不吃，不該吃的吃一大堆。

從貓的實驗可以發現，「熟食」是人類滿棘手的一個問題。當然，我不是要大家都回去過茹毛飲血的史前生活，因為熟食的確可以殺菌、殺寄生蟲、殺青、使食物變得美味，但高溫烹調的結果，也導致現代人對抗氧化劑的需求比原始人要多得多。由於人類實在是回不去從前了，所以每天攝取

的維生素C，至少應該大於原始人攝取的2.3克，才能免於慢性疾病的侵襲。但現代人的維生素C攝取量，卻遠遠不及原始人，難怪容易生病！

若無法大量攝取維生素C，現代人每天的飲食比例至少要有一半的生食，如蔬菜、水果，而另一半的熟食也要以低溫水煮、涼拌為主，盡量避免攝氏100度以上的煎、炸、燒、烤。這就是我常說的：「生熟一比一，健康最底線。」

### ■ 維生素C是抗老化、抗發炎的先鋒部隊

當體內維生素C足夠時，就不容易老化。膠原蛋白、肉鹼（carnitine）、腎上腺荷爾蒙的合成都需要維生素C。皮膚會因為膠原蛋白容易合成而變好；肉鹼容易合成，則能夠改善體能；腎上腺荷爾蒙容易合成，腎上腺素也不容易用完，所以考生每天補充6克維生素C，考完試也不會垮下來。

大部分的現代疾病都是從「發炎失控」開始，得病之後，人體老化的速度會加快，所以「抗發炎」和「抗老化」幾乎可以畫上等號。補充維生素C，就可以抗發炎、抗老化。此外，富含omega-3的魚油（或亞麻仁油）也是抗發炎、抗老化、抗癌化的營養品。

許多醫師要老人家一天吃一顆阿斯匹靈（baby aspirin 80mg/d），說可以保護心血管，其實不必吃阿斯匹靈這種人工的消炎藥，只要吃天然的維生素Ｃ，就是最天然的消炎藥。除了抗發炎、疏通血管、強化結締組織外，還能夠抗癌。如果想要再加強，可以喝抗氧化水，也就是挑選濾水器裡面含有一道特殊的礦石熔煉濾心，讓水的電位差降低，產生抗氧化的效果，這樣一來，連喝水也有類似維生素Ｃ的效果。

　　維生素Ｃ是我最鍾愛、最常用的抗氧化劑。由於我對維生素Ｃ的需求滿大的，若攝取不足，就會出現一些身體症狀，如眼白出血、牙齦脆弱、流鼻血等結締組織脆弱的現象，加上我家族有靜脈曲張的病史，必須定期服用足量維生素Ｃ，預防靜脈瓣膜閉鎖不全。此外，面對過敏、感冒、發燒、熬夜等特殊狀況，也都是靠大量維生素Ｃ迅速緩解。因此我在住家、辦公室、隨身背包，都有準備維生素Ｃ。

### ■ 維生素Ｃ該吃多少？

　　問題來了，維生素Ｃ那麼重要，可是現代人吃那麼少，怎麼辦呢？一天到底要吃多少才夠？得過兩次諾貝爾獎、有許多領先見解的天才科學家萊納斯・鮑林（Linus Pauling）

表示，維生素C有兩種劑量，第一種劑量是「免於死亡」的劑量，吃到政府建議的維生素C劑量就不會死亡。以前美國政府是建議0.09克，現在提高到0.1克，但仍是非常低的劑量。第二種劑量則是「維持健康」的劑量，如果想要身體健康不生病，就要吃多一點，鮑林博士沒有硬性建議要吃多少，但他自己一天吃3～18克。

我和鮑林博士一樣，一天補充3～6克維生素C，睡眠不足或特別操勞時則會攝取9克，當過敏或感冒時則更多。平常沒事就把維生素C泡水喝，玻璃水壺裡裝著由維生素C、生物類黃酮、葉黃素、赤藻糖醇所沖泡的特製飲料，一加一大於二，一起服用有加成作用，既好喝又健康。

體重和人類相仿的山羊，每天會自行製造13克維生素C；碰到生病、創傷、壓力大時，則會製造高達100克的維生素C。人類維生素C的攝取量或許可以參考這個數值，畢竟山羊每天花費資源和能量製造那麼多維生素C，一定有它的必要性，我們應該虛心觀察大自然的現象，去歸納與演繹，而不該以管窺天。

有些人會說，維生素C吃多了，會產生腎結石或導致DNA突變，其實這些都是子虛烏有的事情，並沒有臨床報告或人體實驗的佐證。美國臨床營養醫學雜誌研究顯示，服

用大量維生素C對體內草酸的形成沒有任何影響，多餘的維生素C不會形成草酸鈣結晶，提高腎結石的發生率，而是以原形從尿液排出（不然每天製造100克維生素C的山羊，應該都腎結石死光了）。服用過量維生素C唯一的副作用，就是噴射式腹瀉（explosive diarrhea）——這是身體很聰明的機制，因為不需要這麼多，所以用這種方式快速排出。

若有興趣，只要上網查詢鮑林博士的名字，就能看到很多他的訊息。他一輩子健健康康的活到九十多歲，是個聰明且個性很好的人，他的見解和有關維生素C的研究，遠超過當代醫學界和營養界的認知範圍，所以生前受到不少的攻擊。他曾說過一句話：「科學和政治一樣，可以被操弄。」我深有同感。

幸好，愈來愈多證據支持鮑林博士數十年前的見解，如今有不少西醫使用他創立的療法去治療各式各樣的疾病，而且成效顯著。

不過要注意維生素C的品質，市售的維生素C營養品常添加賦形劑、香料、色素、甜味劑等，這種我比較不能認同。要辨別營養品的好壞，通常可以從成分來分析，愈單純愈好；產地與製程也是關鍵，歐洲製的維生素C原料，成本和中國大陸製的相差四倍，但一分錢一分貨。

## ■ 實例：七小時治癒重感冒

我第一次見證維生素C的奇蹟是在2001年，那時我鼻子過敏，10分鐘內口含八次維生素C，每次0.5克，總共4克，結果打噴嚏、流鼻水的症狀完全平息。後來還有很多次的經驗，當家人發燒時，每一、二個小時喝1克的維生素C，幾個小時後就退燒了。

我有三個小孩，完全是用自然醫學的方法養育長大，從小到大沒吃過半顆西藥。你說他們會不會感冒呢？當然會，尤其回到臺灣，環境潮濕、人口擁擠，難免會被同學傳染感冒。但是感冒必須吃西藥嗎？不用，吃一吃維生素C就好了。

最神奇的案例是七小時治癒重感冒。那時二女兒在讀小學一年級，某天早上起來跟我說：「爸爸，我頭很暈、不想動、不想上學、不想吃東西。」我一檢查，是重感冒，就讓她回床上躺著，媽媽幫她按摩一下，喝點含維生素C的水，隨便吃一下我書架上的營養品，尤其是維生素C、腸益菌，想到就吃一吃，大約七個小時後她就跑來告訴我：「爸爸，我肚子餓了，想吃東西了。」當一個重感冒的小朋友能跑來跑去喊肚子餓的時候，就表示感冒已經好了。

我這裡說的不是傷風感冒，而是重感冒，一般人重感冒大約要3～7天才會好，但我們家的紀錄是七小時搞定。不是七天，而是七小時，主要就是靠維生素C。值得注意的是，這裡指的是很少吃西藥、免疫系統正常的小朋友，若常吃感冒藥、退燒藥，反應可能就沒那麼快，因為免疫系統常被干擾，整個療程可能不會那麼順利，所以，感冒藥盡量少吃為妙。

## ■ 抗氧化劑的大靠山 —— 硫辛酸

所有的抗氧化劑中，以硫辛酸最厲害。怎麼說？因為硫辛酸能還原維生素C與維生素E、提升體能、保護肝臟、避免蛋白質糖化、螯合重金屬，還可以自行再生。我在美國診所裡使用的是天然形式的硫辛酸（R alpha lipoic acid），這可是超強的祕密武器，它的抗氧化能力是維生素C和維生素E加起來的400倍。

1999年，美國奧勒岡州立大學的哈根教授（Tory Hagen, PhD）把硫辛酸和乙醯肉鹼（N-acetyl carnitine）加到飼料和水中，結果年老大白鼠肝臟代謝氧化物的能力變強了、行動變敏捷了、皮毛更光滑了、腦筋更聰明了，免疫系統也強化許多。

由於硫辛酸兼具水溶性和脂溶性，可以還原其他抗氧化劑，也就是說一旦維生素C、維生素E氧化了，只要回去硫辛酸那邊就會被還原，重新恢復抗氧化能力，又是好漢一條，所以，硫辛酸就像相當厲害的老大哥一般，很會照顧小老弟，是抗氧化劑的大靠山。更厲害的是，硫辛酸還能自行還原自己，在眾多抗氧化劑中，唯有硫辛酸會自行再生，光是這一點，老大哥的頭銜就當之無愧了！

　　所以，若有補充硫辛酸，因為可以反覆還原抗氧化劑，就不用補充太多維生素C。除了抗氧化效果之外，硫辛酸對一些急性肝病、糖尿病的末梢神經病變或急性腦中風，都有非常好的逆轉效果。

　　美國新墨西哥聯合醫學中心的柏克森醫師（Burt Berkson, MD）給79名急性肝臟損傷病患使用硫辛酸，有75人迅速恢復；糖尿病引起患者末梢神經病變的疼痛，每天服用600毫克，短短三週就不痛，麻木感也大幅改善；腦中風急性發作，如果即時注射硫辛酸，就能大幅降低死亡率，並且奇蹟式的康復，因為硫辛酸可以穿越血腦屏障，逆轉腦細胞缺氧所造成的損傷[13]。

---

註13　Packer L, *The Antioxidant Miracle,* 1999

一個人隨著年紀增長，西藥吃愈多，自癒力就愈受干擾，這是數以萬計自然醫學醫師觀察一百多年得到的共通答案。因為大部分西藥都是化學合成，具壓抑性的作用，而人體之所以發燒、流鼻涕、過敏、發炎、疼痛、血壓升高，都有其原始目的，雖然這些症狀讓人不舒服，但出發點都是好的，都是身體自癒或警示的反應。若不管三七二十一就用西藥壓抑，那麼身體的本能會漸漸喪失，變得愈來愈依賴藥物，甚至會反覆發作。

　　一個人如果想要老得很健康、沒有病痛，一定要謹記這點，沒事不要壓抑症狀，而要從根源去解決疾病。

## 補虛的兩大聖品 —— 頂級花旗參、催化牛蒡

　　講完抗氧化劑後，我們再來聊聊個體差異。有些人因為先天基因遺傳或後天成長與環境因素，導致身體不能吸收或轉換飲食中的營養，也就是一般人所謂的「身體很虛」、「三保身體」、「虛身爛底」。

　　面對這種情況要怎麼辦呢？這時，就必須動用較為強效的天然草藥或特殊食物，在既有條件下啟動生理運作，開始補虛強身、逆轉老化。

## ■ 頂級花旗參能快速補身

中醫強調：「急者治其標，緩者治其本。」我臨床多年發現，虛弱的人若急著趕快補起來，最常使用的就是「頂級花旗參」，花旗參裡有些成分對腎上腺有很好的穩定作用，對於體力、耐力、爆發力的提升，都很顯著，不論口含或悶煮都可以。

請注意，為什麼我特別強調「頂級」呢？美國威斯康辛州所產的花旗參擁有全世界最高的品質，因為土壤和氣候最適合，而且州政府對農藥與肥料的管控是全世界最嚴格的。然而，威州花旗參占全球產量不到5%，而且產量逐年持續減少中，由於種植成本高，無法和中國大陸、加拿大削價競爭，市面上假貨充斥。

為了避免買到假貨，我特地飛到威州採購花旗參，幾乎造訪、親嚐產地所有農場的花旗參，其中有位參農用獨特的土質與栽培方式，種出媲美野生花旗參的品質，不管氣味或療效都遠勝其他農場，這就是所謂的「頂級花旗參」，產量極為稀有。我有一位美國讀者是護士，將這種頂級花旗參拿到舊金山大學醫學院做實驗，發現它可以延長幹細胞存活時間長達15個小時之久，這是其他花旗參都沒有的效果。

不知讀者有沒有人吃過新鮮的人參或花旗參？新鮮的效果通常不好，高麗參、東北人參、吉林參傳統的製法都需要曝曬蒸煮，而花旗參則需要用低溫烘焙兩星期，太高溫不行，太低溫也不行，就是要某一個溫度烘兩週，經過這種催化過程，人參皂甘才會大量生成。

## ■ 催化牛蒡能全面逆轉老化

如果補身不急於一時，我更偏好使用「催化牛蒡」。在所有抗老化方法中，催化牛蒡是最令人驚訝的祕密武器，它的效果比花旗參更好、更全面，食用者不但恢復元氣，而且力氣變大、精神變好、肝腎腸胃與生殖機能都大幅提升，這是非常令人驚豔的發現。不過第一次食用的人要有耐心，大約需要吃二個月才能看出效果，並且得配合一些注意事項，否則效果會大打折扣。等到啟動身體機能之後，就可以減量使用，之後停用一陣子再恢復使用，效果也會很快重現，不用再等二個月。

牛蒡在日本被稱為「大力參」，臺灣民間稱牛蒡有「壯陽」的效果，歐美主要用它來強化肝臟排毒功能。你可能會覺得很奇怪，明明是同一種草藥（食材），怎麼在不同地區有截然不同的功效？我的答案是，因為一般的牛蒡具備上述

所有效果，但是都不明顯。

這就像瞎子摸象一樣，摸到象鼻的人說牠像棍子，摸到象耳的說像畚箕，摸到象腳說像電線桿，摸到象尾就說像草繩。

幾年前我在因緣際會之下，得知牛蒡只要經過特殊催化，上述各種效果都能大幅增加，於是親身嘗試二個月，驗證果真有奇效。

不過，我回過頭來反覆嘗試新鮮牛蒡、乾燥牛蒡，吃再多卻也沒看出什麼效果，一定要用特殊方法催化三星期之後的牛蒡，有效成分才會大幅提高。

你有沒有很久沒運動，突然去跑步、爬山，結果回家兩腳痠痛三天的經驗？臺語稱之為「鐵腿」，從生理學來看，是因為乳酸堆積的緣故。吃催化牛蒡二個月之後，就沒有這種問題，而且你會發現自己力氣變大、耐力增強、不易疲倦、運動後不痠痛、愈運動體力愈好！

這聽起來很不可思議，但驗證結果就是這樣。催化牛蒡不含咖啡因，也沒有興奮劑，而是活化粒線體，讓每個肌肉細胞發揮最大的效果，也就是說，你本來就有這麼多力氣，只是以前沒辦法發揮出來而已。

## ■ 催化牛蒡的功效

　　用中醫的論點來分析，催化牛蒡具有健胃、整腸、舒肝、補腎四大功效，我到目前為止還沒看過哪種中藥有如此全方位的效果。更值得高興的是，牛蒡不是中藥，而是食物，隨便超市、菜市場，都可以買到，是完全沒有副作用、全方位抗老化的食物！唯一的缺點就是催化過程繁瑣，因此目前還無法大規模生產。

　　過去三年來，經過大約數百人的親身體驗後，我們總結催化牛蒡同時具備增加氣力、促進腸胃、活化肝臟，甚至提高生殖能力與壯陽的效果，配合每天30分鐘的日曬與肌肉訓練，成效更佳。它不是天王補心丹、十全大補丸，也不是威而鋼、淫羊藿、韭菜子，卻有補身體的效果，而且比上述幾種更強大。以下八項是我們觀察到催化牛蒡的功效。

　　1.**精力旺盛**：會明顯感覺睡眠的需求量減少。
　　2.**力氣變大**：比食用前更有力氣，可以藉此機會開始鍛鍊肌肉。
　　3.**容光煥發**：食用者的臉色和唇色會變紅潤，而且掌心、腳心比較溫暖。

4.**殘糞感消除**：「殘糞感」就是上完大號後，感覺好像還有一點沒解乾淨，但坐回馬桶又上不出來。這是因為大腸和直腸沒力氣，是典型的腸道老化現象，很多年輕人都有這種情況，但不好意思講。通常吃了催化牛蒡兩星期後，殘糞感明顯消除許多，排便順暢舒服，大便像擠牙膏一樣全部擠出來，像剪刀一樣喀嚓剪掉，乾脆俐落，好像可以隨心所欲控制直腸和肛門的縮放。

5.**腸胃機能大幅提升**：胃口會變好，吸收消化能力也變強。我個人覺得好像回到青春期，不用補充胃酸膠囊就能分泌足夠胃酸，把食物消化完畢。但要特別注意，食欲增加後仍要保持食物四分法，不要因為胃口變好就暴飲暴食，或是每餐吃三碗飯或兩碗麵，一旦澱粉吃太多，腰腹脂肪還是會長出來。

6.**對不新鮮食物比較耐受**：可能是因為胃酸分泌較正常，吃到壞菌比較不會上吐下瀉。本來我是全家最容易吃壞肚子的人，腸胃調整之後竟然變強了，吃到不新鮮的東西我沒事，換成其他人跑廁所。

7.**生殖能力增強**：效果大於威而鋼，但不用擔心副作用。晨勃頻率太低、陽痿、不孕的人，會隨著營養補充與肌肉鍛鍊，慢慢恢復到正常的情況。

8.**肝臟機能與解毒能力增強**：酒量明顯提升。過去我滴酒不沾，因為只要一喝就醉，也常常不舒服；但吃了催化牛蒡後，酒量增加三倍也不會不舒服（但我也沒有因此開始喝酒）。對環境汙染的耐受也提升了，以前聞到甲醛或焚燒廢棄物會頭痛，現在聞到雖然不喜歡，但不會頭痛。

## ■ 催化牛蒡的副作用

**催化牛蒡最大的副作用就是以為自己是超人。**精神好，自認從今天開始就不用休息了；力氣大，自認可以扛重物或亂跑亂跳，濫用肌肉關節；體能好，自認是20歲的年輕小夥子；睡眠效率提高，自認每天只要睡五小時；生殖能力強，自認可以夜夜春宵！

**不可以濫用身體！**如果你目前50歲，就要過50歲的生活。我在第一章說過，身體是破壞和建設的平衡，**切記：濫用身體＝破壞>建設**。如果好不容易用催化牛蒡建設身體，讓精神變好、力氣變大、體能變好、睡眠變好、生殖力變強，卻又再破壞它，互相抵消，不就等於沒有建設嗎？

就好像我每個月存10,000元到你的銀行戶頭裡，幾個月下來你一定會愈來愈有錢，但如果你每個月花15,000元呢？這樣反而透支了，比不給你錢的情況更糟！所以用催化

牛蒡補身體時，不要濫用，身體才會愈來愈好，二個月以後自然會變年輕。

很多人吃了催化牛蒡後說：「我不用睡八小時了！我睡六小時精神就很好。」但我呼籲還是要睡八小時；有些人說：「我70歲，但現在感覺像30歲。」但我奉勸還是要乖乖過70歲的生活，早睡早起、適度運動、營養均衡、不暴飲暴食、不夜夜春宵。

催化牛蒡第二個副作用是「容易口渴」，這可能是因為提高了細胞粒線體的代謝率。從中醫的角度看，催化牛蒡屬性有點燥熱，但對濕寒體質的人非常適合。所謂濕寒體質，「濕」是新陳代謝慢、身體容易疲倦、器官運作遲緩；「寒」是身體怕冷、手腳冰冷、有寒冷點（如頭頂、前胸、後背、大腿、後腦勺）、容易著涼、衣服穿得比別人多。濕寒體質的人食用催化牛蒡，他的身體就會很舒服。

第三個副作用是「想睡覺」，吃了以後感覺昏沉，很想躺下睡覺，這現象在中醫古籍裡面老早就有記載，叫「暝眩反應」；歐美的自然醫學則稱「逆轉反應」（reverse reaction），臺灣也有「好轉反應」這說法，表示身體啟動了特殊機制，在身體變好前會有類似變壞或想睡的反應。

如果吃了正確的天然藥物或進行對症的天然療法後想

睡覺，表示以前欠了太多睡眠債，所以啟動身體深層記憶，自動想要補眠。我吃頂級花旗參就曾有過這種瞑眩反應，因為以前常熬夜，身體吃了正確補品之後開始修復。根據這兩年的客觀統計，大約20%的人吃了催化牛蒡會想睡覺，若屬於這類，一開始就在睡前吃它，然後就去睡覺，繼續吃一、二個禮拜，等吃完不會想睡覺時，就改到白天吃。這是瞑眩反應的標準處理流程。

此外有5%的人吃了催化牛蒡後，肌肉會疼痛，這通常是舊傷進行修復的緣故。不妨回想一下，疼痛處以前是否曾經受過傷。這個時候有人會納悶該不該繼續吃，答案是「應該」，但要把服用劑量降到可以忍受的疼痛範圍，等吃一陣子不會痛了，表示該處舊傷已經完全修復。

之前在研發階段，有位老先生一次把我們給的一個月劑量全部吃完，結果全身痛得不得了，完全無法睡覺，這是因為他以前身體很不好，年輕打拚時營養不良，又過度操勞，曾得過肺結核與腎癌。後來我們就是根據他的身體反應，訂出了安全有效劑量。

## ■ 吃了催化牛蒡，有人無效嗎？

絕大部分人吃了催化牛蒡都很有感覺，但有少數無效

的案例。我們發現以下幾種情況比較容易無效：

1.**沒運動**：有個做文書工作的上班族，在辦公室坐了一整天，回家又坐在沙發看電視，從來不運動，吃催化牛蒡二個月後覺得沒效。為什麼沒效？因為從來不運動，當然不曉得自己力氣變大了、體力變好了。所以吃了催化牛蒡必須運動，尤其是肌肉訓練，才會發現體能變好，很有力氣、不會累，肌肉愈鍛鍊愈有力氣，這是一個良性循環。

2.**沒曬太陽**：吃催化牛蒡後搭配曬太陽效果會更好，若太陽露臉，就趕緊到戶外運動。

3.**睡眠不足**：因為體力變好又開始熬夜，難得補充的體力又被消耗掉了。

4.**舊傷疼痛**：舊傷開始修復而疼痛，不敢繼續吃，所以就看不出效果。

## 毒素愈多，愈容易老化

### 臺灣近年來的黑心食品

- 毒奶粉（2008/9）：三聚氰胺
- 飼料米（2009/5）：大臺北地區112所中小學
- 麥當勞回鍋油（2009/6）：酸價23.8

- 起雲劑（2011/5）：塑化劑
- 毒澱粉（2013/5）：順丁烯二酸
- 毒醬油（2013/6）：單氯丙二醇、人工焦糖色素
- 毒豬肉（2013/6）：黑心病死豬
- 毒豆干（2013/7）：工業色素皂黃
- 毒餐盒（2013/8）：用甲苯擦拭
- 山水米（2013/8）：以劣質米充當優質米
- 大統假油（2013/10）：棉籽油、銅葉綠素
- 強冠餿水油（2014/9）：大陸地溝油700噸進口
- 頂新飼料油（2014/10）：越南問題油4800噸進口
- 德昌豆干（2014/12）：工業用染劑二甲基黃
- 手搖杯茶飲（2015/4）：殺蟲劑超標八倍
- 白飯加保鮮劑（2015/9）：高屏一百多家學校營養午餐

## 現代飲食與環境充滿毒素

前面說的是該吃的營養，建議讀者要盡量吃。至於不該吃的毒素，則會加速人體老化，產生各種疑難雜症，現在生活中到處是毒素，必須睜大眼睛呀！

過去我們以為只有中國大陸才有黑心食品，後來臺灣也沉淪了，因為景氣不好，很多不肖廠商作假（或選用便宜

低劣的原料）。

2014年7月，前衛生署長陳建仁發表論文證實，塑化劑與乳癌有因果關係。目前世界上華人地區的黑心食品特別多，這是不爭的事實，不免讓人納悶：「只有華人會製造黑心食品嗎？」我想不盡然，可能是因為華人勤儉、腦筋好，但公德心較歐美國家薄弱，不喜歡守法，只要少數人昧著良心貪圖私利，黑心食品就沒有絕跡的一天，傷天害理的事自然層出不窮。

歐美國家黑心商品極少，除了因為罰則很重外，人民也守法。中國大陸的刑罰也很重（據我所知，製作地溝油判死刑），但奸商還是前仆後繼，因為有利可圖；至於臺灣，不論是汙染環境或製作黑心食品，向來都是輕判，甚至無罪或緩刑，以致廠商更是有恃無恐，風暴過後又死灰復燃。因此想要維持健康的有志之士，不可天真相信廠商或政府，必須採取自保的行動。

中毒的初期症狀有慢性疲勞、記憶力減退、注意力無法集中、心情低落、食道胃酸逆流、便祕、異位性皮膚炎、慢性蕁麻疹、過敏性鼻炎等，逐步累積將影響內分泌、腎臟、心臟、生殖……造成代謝障礙或罹癌！

## 中毒，是全民運動！

不管在臺灣還是中國，癌症罹患率愈來愈高，從我多年所學與臨床分析，這和毒素氾濫有密切的關係！我的身體很敏感，可以感受到97％大眾不能感受的微量毒素，如：農藥、防腐劑、電磁波、餿水油、市售瓶裝水的塑化劑等。

有人說，人在美國應該就不用擔心了吧？其實未必。雖然美國一般蔬果含有的化肥與農藥，我再怎麼吃也不會像在臺灣與中國一樣，出現嘴唇變黑發腫的反應，這是因為美國沒有劇毒農藥，噴灑劑量也都遵守法規，相對來說比較乾淨。不過住在美國的第一代華人，因為飲食習慣不易更改，還是每天吃中國大陸、臺灣運來的食品或食物，誰沒去華人超市買醬油、醋、米酒、香辛料、乾貨、沙茶醬、豆腐乳、罐頭、中藥、零食、麵條、冬粉、米粉……呢？因此，華人的中毒運動並未因移民僑居地而倖免，不可輕忽！

最近我成立了一個「健康偵察隊」，就是集結一些對食物、毒素、空氣、電磁波、核輻射、特殊能量特別敏感的人，彼此交換訊息，替感官鈍化的一般社會大眾把關。歡迎有這些特異功能的讀者和我聯絡，一起肩負偵查保衛的神聖任務。

此外，我最近正在反覆驗證一些促進健康的元素。未來希望有機會能運用全套自然醫學方法，在臺灣開設一個「健康村」，在中央山脈裡以最好的空氣、陽光、水及促進健康五大原則，營造一個乾淨的避難所，讓生病的人進來，教他們放鬆的技術，聽好聽的音樂，把腦波調在最佳狀態。教導各種實用的健康知識，安排一些有益身心的活動。三餐提供最天然的原始食物，沒有網路、沒有電話，不能看電視，太陽下山後二個小時內熄燈。日出而作，日落而息，無牽無掛，無毒無爭。總之，用各種方法，強迫大家住幾個月，就可以健健康康走出去。

　　我在美國成家立業，開設診所，有多張醫療執照。其實我心目中最安逸的生活，是在美國加州海邊開個小診所，每天看看病人，看看夕陽，就很滿足了。但這幾年來我覺得自己就像救火隊員，哪裡有火災就往哪裡衝。

　　怎麼說？美國曾有人要捐地請我開設健康村，但我覺得美國環境普遍乾淨，不太需要。我也曾考察關島和馬來西亞，最後還是鎖定臺灣。因為一方面臺灣是我的家鄉，另一方面則是在臺灣生了病很可憐，四處都是飲食汙染和環境汙染，壓力又大，更沒有自然醫學醫師可以就診，由此看來，臺灣是最需要幫忙的地方。近年來我不斷收到中國大陸電視

臺與大小企業的邀約，但一直沒動身，因為大陸太大，若是去二級以上城市巡迴演講，好幾年都跑不完，現階段還是先深耕臺灣吧！

## 毒素的種類

毒素無所不在，可以簡單區分為「水溶性毒素」和「脂溶性毒素」。水溶性毒素包括：三聚氰胺、三聚氰酸、壬基苯酚、農藥、瘦肉精等；脂溶性毒素包括：戴奧辛、DDT、多氯聯苯、重金屬、反式脂肪、甲醇、甲苯、甲醛等。

現代生活中，毒素持續不斷從空氣、飲食、體表接觸進入人體。除了外來毒素，人體內部也會自行製造毒素，例如荷爾蒙的代謝與腸道壞菌都會產生。為了正常的生理運作，人體會不斷透過各大器官，如肝、腎、肺、皮膚、腸道、口鼻、淚腺、前列腺、子宮、乳房，把毒素排出體外。

如果毒素進入的速度大於排放的，身體就會不斷累積毒素，容易生病、老化。反之，如果毒素進入的速度小於排放的，身體就會慢慢清除毒素，症狀開始消除，身體也逐漸顯得年輕。公式如下：

■ 進入＞排放＝毒素累積
■ 進入＜排放＝毒素清除

　　一般來說，毒素進入容易，排放難，尤其是脂溶性毒素更是難以清除。毒素逗留在體內的時間愈久、分量愈多，造成的傷害就愈大。

水溶性毒素與脂溶性毒素

| 種類 | 水溶性毒素 | 脂溶性毒素 |
|---|---|---|
| 案例 | 三聚氰胺（毒奶粉）、壬基苯酚（界面活性劑）、雙酚A（兒童玩具）、殺蟲劑、除草劑、化肥、瘦肉精、順丁烯二酸（毒澱粉） | 戴奧辛、DDT、多氯聯苯、汞（補牙、疫苗）、鉛（老舊水管、紅丹漆）、其他重金屬（砷、鎘、鎳等）、反式脂肪、甲醇（假酒）、揮發性有機溶劑（甲苯、甲醛等） |
| 主要排出途徑 | 尿液、水汗 | 糞便、油汗<br>（尿液、水汗）＊ |
| 主要排除器官 | 腎、膀胱、尿道 | 肝、大腸、小腸、皮膚<br>（腎、膀胱、尿道）＊ |
| 主要排除方式 | 多喝水、多排尿 | 活化肝臟解毒功能、清水斷食、三溫暖、春捲療法、流油汗<br>（多喝水、多排尿）＊ |

＊脂溶性毒素若經過健康的肝臟解毒後，會變成水溶性代謝物，最後也可能透過水溶性毒素的途徑排出體外。

## 如何排出水溶性毒素？

要排放水溶性毒素比較簡單，只要多喝潔淨水就有效果。所謂的潔淨水，就是乾淨、沒有汙染的水，喝抗氧化水不但潔淨、能排毒，還可以抗氧化，一舉數得，我每天喝的就是抗氧化水。

水溶性毒素進入血液之後，會先送到腎臟過濾，如果身體覺得不需要，就會從尿液中把它排放出去。但水溶性毒素逗留在腎臟時，可能會對腎細胞造成傷害，例如2009年爆發的毒奶粉事件，奶粉中所含的三聚氫胺，就會造成腎結石。

為了避免水溶性毒素停留體內時造成的傷害，可以額外補充水溶性抗氧化劑，如維生素C。我會把C粉直接溶在水裡，再加點優質代糖，既方便又可口，飲水的同時也補充維生素C，吸收更好。

## 善用排毒配方，排出脂溶性毒素

由於脂溶性毒素不溶於水，不像水溶性毒素能直接經由腎臟，從尿液中排出體外，而要透過肝臟，把脂溶性毒素轉換成水溶性的非毒素，之後再從尿液或糞便排出體外。許

多環境汙染都要靠這種方式才能排出體外，如戴奧辛和多氯聯苯，若是肝臟解毒功能低下，這類毒素就會囤積在體內，產生很多麻煩，老化當然也不在話下。

十幾年來，我在美國診所常用「超級排毒配方」和「草本排毒配方」，裡面含有多種營養素和草藥，如奶薊、薑黃、蒲公英、北美胡黃連等，能活化和保護肝臟。我最早用這些配方是在2001年，那時我還在巴斯帝爾大學醫學院實習，因為診所剛換地毯，新地毯的揮發性化學溶劑味道很濃，我大概待四小時就頭暈了，但我還要繼續看病人、寫病歷，這該怎麼辦呢？我分析頭暈是因為解毒能力效率不夠，以致毒素干擾了神經系統。

身為實習醫生，我知道有兩種排毒配方，於是就各吃兩顆，結果非常神奇，吃完後我竟然可以待九小時也不會頭暈。從那天開始，我就非常喜歡這二個配方，畢業後在診所裡也經常使用。我會用它來幫助肝臟解毒、調降肝指數、對抗肝癌和乳癌，屢屢見效，甚至建議大家把它當維生素一樣低劑量食用，因為現代人實在接觸到太多毒素了，人人都需要排毒。

後來我發現超級排毒配方對過敏和自體免疫也有幫助。有一位老太太染髮後，頭皮又紅又癢，症狀十分嚴重

（因為染髮劑很毒，整個頭皮過敏），而她在使用排毒配方後就痊癒了。另外我也觀察到，排毒配方可以讓過敏患者加速排除過敏原，也能排除自體免疫患者（如類風濕性關節炎、紅斑性狼瘡、僵直性脊椎炎、甲狀腺亢進等）體內的毒素。這配方甚至可以對付肝癌和乳癌，因為這兩種癌症患者肝臟裡的毒素似乎特別多，當然癌症還有心理上的情緒毒素要處理，得用另外的方法，屬於另一個議題，在此暫且不表。

## 清水斷食法，排出脂溶性毒素

清水斷食是另一種活化肝臟解毒功能的方法。我們的身體非常奧妙，會在斷食的時候把脂溶性毒素排出來。我從2002～2015年至少已經斷食21次，很有心得。剛開始斷食時身體會很臭，因為要排出庫存幾十年的毒素。我叫我們家小孩來聞，都說臭得和死老鼠味一樣，可是再斷過幾次以後，就不臭了。我的花粉熱症狀曾因為斷食二天完全消除，舍妹西醫需治療五年的蜂毒，透過斷食三天便完全根治。

有一次我在診所裡看病，病人帶爸爸來，這位爸爸是鴨農，聽我提到斷食時立刻回應：「對，陳博士，沒錯！我們的鴨子到了更年期，不能生鴨蛋的時候，我就會把牠們關

起來，斷食兩星期，只喝水。斷食完畢，牠們又可以生蛋了！斷食真的可以返老還童！」鴨子和人一樣會累積毒素，但斷食可以排除毒素，恢復青春，這是鴨農親口告訴我的見證。

很多的道理都蘊藏在大自然裡面，任何動物只要提早老化，藉由斷食就可以恢復。斷食是個簡單、不花半毛錢的療法，甚至還能省錢，因為不用買菜吃飯，只需要喝水而已。

## ■ 清水斷食的注意事項

不過千萬要記得，不可隨便亂斷食，我最多只允許讀者斷食三天，而且必須把《過敏，原來可以根治》（新自然主義出版）書中關於斷食的章節反覆看五遍，完全了解之後才能開始，以免做錯。若想執行三天以上的斷食，必須到斷食中心，由醫師24小時隨時監測。

為什麼我特別強調「三天」？因為按照我的方法斷食，三天內絕不會出問題。重點是斷食的時候，要多休息、睡覺，盡量不要從事腦力和體力活動，也就是不能上班、上學，不能看電腦、上網、看電視，只能發呆和睡覺，所以最好利用週末或假期來斷食。

曾有人問我：「可不可以去爬山？」我鄭重警告，不行！因為這樣會產生危機反應（crisis reaction），如果執意去爬山而昏倒或口吐白沫，就不能怪我沒警告過了。想要安然舒服的度過斷食，就只能「發呆」和「睡覺」，雖然可能會覺得非常無聊，度日如年，但這是最安全的方法。大概兩、三天後，你會發覺以前的問題怎麼斷食後一下就好了？類風溼性關節炎，斷食後怎麼就不痛了？鼻子通了、呼吸順暢了、紅腫消了、疹子結痂了、頭痛沒了、關節好了、不怕冷了，甚至男性的性功能也都好起來了？不用懷疑，結果就是這麼神奇，好像前面提到的鴨子返老還童一樣。

## ■ 多氯聯苯可以用斷食排出

　　1979年臺灣發生多氯聯苯中毒事件，牽連至少2000名受害者。

　　日本今村基雄醫生和臺大醫學院董大成院長，在事發兩年多後找來16名受害者，讓他們進行7～10天斷食實驗，結果奇蹟的把多氯聯苯排放出來，所有人的症狀都大幅緩解，嚴重頭痛、腰痛、關節痛、腳底痛、咳嗽、排痰、粉刺都有所改善。

　　這份研究發表在著名的《美國工業醫學期刊》上，證

實斷食非常有效，但很可惜並未受主流醫學重視與進一步應用[14]。

## ■ 不要濫用斷食

雖然斷食好處很多，但還是要提醒讀者：「千萬不要濫用斷食！」我以前的書沒有特別提到這一點，有讀者、聽眾得知斷食這麼好，就問我該多久斷食一次，可不可以每個月都斷食？我的看法是：「沒事不要斷食！」必須在身體有需要時才進行，而且要珍惜每次斷食的機會，為什麼？有以下二個原因。

**第一，起初的斷食效果最大。**若經常斷食，每次效果就會遞減，因為斷食是啟動本能的保命反應，以此達到排毒和消炎的作用；但身體很聰明，如果經常斷食，它就習以為常，反而不容易啟動該有的反應。所以，斷食應該不定時、有需要的時候才執行。

**第二，斷食會燃燒肌肉。**肌肉是人體的健康存款，非常寶貴，愈多愈好。當人年紀增長，肌肉也會逐年流失，所

---

註14 Imamura M,and Tung TC, *A trial of fasting cure for PCB-poisoned patients in Taiwan,* American Journal of Industrial Medicine, Volume 5, Issue 1-2, pages 147–153, 1984

以該珍惜每次斷食的機會，只要達到目的就好，不要太頻繁、太多天，以保留肌肉。若發現肌肉流失，應該用本書第230頁的方法，把肌肉養回來。

清水斷食的優缺點一覽表

| 優點 | 排出脂溶性毒素、快速緩解發炎反應、使過敏症狀迅速消退、暫停胰島素和消化酵素分泌、逆轉胰島素抗性與代謝症候群、清理血液廢物使血管暢通、改善寒性體質、降低血脂肪、增加許多慢性病的耐受度、燃燒脂肪、抗老化、提升免疫力、讓消化器官休息並重新開始、學會控制欲望、學會掌握空腹感、學會掌握七分飽的感覺、腦筋變清晰、提高創造力、訓練意志力、學會獨處、皮膚變好、體力變好、改善睡眠、提高感官的靈敏度、減肥（但不鼓勵把減肥當目的） |
|---|---|
| 缺點 | 必須避免從事腦力與體力活動、劇毒毒素大量釋出時可能造成傷害、斷食錯誤會產生危機反應、看到美食必須承受身心煎熬、斷食過久會造成肌肉流失、身體太瘦的人比較承受不了 |

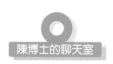

# 居家常備良「藥」清單

　　我小時候住在林口鄉下，那時醫藥不發達，三合院祖厝的客廳牆上會吊著一個藥包，舉凡頭痛、感冒、胃痛，好像都有相對應的藥可以吃，每隔一陣子總會有人來補充被吃掉的藥。後來我搬到城市後，就沒再看過這種藥包，但家家戶戶多少會在家裡準備一些居家常備良藥，如面速力達姆、OK繃、眼藥膏、止痛藥、感冒藥等。

　　但上述的藥物都是人工合成的，我讀了自然醫學之後，才發現愈常吃藥，身體反而愈差。想讓身體強壯不老的第一原則，就是要「少吃藥」，把這些居家常備良藥，換成身體需要的天然藥物或營養品。我把自己十多年來最常用的居家常備良「藥」整理出一張清單，讓讀者知道我不再靠西藥後，是用哪些東西維護全家人的身體健康。

　　其實這些我平常在吃的營養品清單，大多數人只要用來當作基本方，就可以維持健康。若有必要可以再根據特殊疾病，進一步選用天然藥物或營養品，通常可以在幾個月內有效逆轉。

■維生素C粉：可以代替消炎藥和類固醇，大劑量使用對感冒、發燒、過敏、流鼻血、關節炎、各式發炎，有立竿見影的效果。

■頂級魚油：魚油具有類似消炎藥、抗過敏藥、溶血栓藥、消水腫藥的效果，但要注意產地與檢驗報告。

■胺基酸鈣鎂：類似安眠藥與肌肉鬆弛劑，可以放鬆神經，幫助入眠，也可補充骨質，預防抽筋與肌肉痠痛。

■酵母鋅：對黏膜、免疫系統、男性生殖器官都非常重要。可以預防與治療鵝口瘡（俗稱嘴破）。常感冒或黏膜脆弱的人都該定期補充。男性不管是前列腺腫脹、發炎、癌症或性功能衰退，鋅和鉅櫚籽合用，效果非常顯著。

■紫錐花酊劑：居家必備，能提升免疫力。每隔一、二個小時滴半管，輕微感冒幾小時就能痊癒，若用在重感冒上，則可以縮短療程。

■葉黃素複方：眼睛所有的問題都適合，如過敏性結膜炎、視網膜病變、黃斑部病變、夜盲症、乾眼症、白內障、青光眼等，葉黃素的最佳劑量是每日30毫克，不可服用過量。

■超級排毒配方：這是我在美國診所用了十多年的配方，

可以幫助排除體內毒素。效果廣泛，對於過敏、自體免疫、肝臟太操勞、肝炎、肝癌都很有幫助。

■有機綜合維生素：現代食物普遍微量營養素不足，建議可以補充綜合維生素，但一定要選擇天然形式，若能選用有機認證的綜合維他命更佳。

■胃酸補充／腸益菌／消化酵素：消化不良、腹脹、便祕、腹瀉，凡是腸的問題，都可用這些天然的物質來緩解，不必吃西藥。

■麩醯胺酸：這種胺基酸可以修復黏膜，凡是鵝口瘡、胃潰瘍、腸漏症、癌症放化療等，都可以使用。

■頂級花旗參／催化牛蒡／酵母B群：身體虛弱時可以考慮補充。

# 促進健康第二精髓：
# 放鬆

　　在進入第二精髓之前，讓我們先複習一下壓力對現代人造成的影響。第一章我們談到，長期壓力會導致體內大量腎上腺皮質醇分泌，因而損傷身體，加速老化與死亡。

　　我們的身體隨時在進行「建設」與「破壞」，生理運作也可粗分為兩種模式。當我們放鬆的時候，細胞會進行修補與再生，器官運作正常，這叫做「修復模式」；若處在緊張狀態，各大系統容易出錯，老化加速，這叫做「存活模式」。身體像蹺蹺板，想要抗老化，就必須「建設大於破壞」、「修復模式多於存活模式」。不過現代生活緊湊忙碌，挨老闆罵、跟同事勾心鬥角、客戶來找麻煩，回到家又被家人擺臉色，處在存活模式的時間相當長，壓力太大、情緒不穩定，導致身體老是處在破壞的一端。

當我們放鬆時，腦波是 $\alpha$ 波，神經系統是由副交感神經主導，身體處在「修復模式」，這是很好的模式，因為這時身體會自行修復有問題的地方。什麼時候會是處在修復模式呢？通常是在熟睡、吃飯、上大號、洗熱水澡的時候。

　　有些人很容易就放鬆，有些人則很不會放鬆，不知你有沒有聽過，有人上大號需要30分鐘，有些人進出廁所只要三分鐘？如果你問30分鐘的人為什麼這麼久，他會說：「我在培養情緒啊！」

　　培養什麼情緒呢？其實就是在培養「放鬆」的情緒，因為他的神經系統隨時處在緊繃狀態，習慣由交感神經主導，所以肛門括約肌很緊縮，坐下來要花一段時間才能把交感轉成副交感，放鬆括約肌讓大便出來。有些人瞬間就能轉換情緒，三分鐘搞定一切。

　　你是否曾經吃飯太快，食物噎在食道裡面，得趕快喝一口水才能吞下去？若有這種經驗，表示你生活過得太緊張了。為什麼吃飯要這麼趕呢？坐下來，先深呼吸，喝一口熱湯，讓食道括約肌放鬆，然後才開始慢慢進食，保證不會噎到。喝一口熱湯的作用，就是把交感切換成副交感，讓肌肉放鬆。

　　上班族忙了一整天，晚上沖個舒服的熱水澡，也是一

樣的道理 ── 讓身體放鬆。當然要注意溫度不能太燙，不然反而會緊張。

每天晚上洗澡是我最快樂的時光，因為只要熱水從頭頂沖下來，我就開始打哈欠了，而打哈欠就是副交感主導，啟動修復模式，免疫力會上升，腸胃道健全、組織開始修補、血糖開始儲存，身體會愈來愈健康，不易衰老。所以，我們來好好談放鬆。

## 人體生理運作二大模式比較

| 修復模式（repair mode） | 存活模式（survival mode） |
| --- | --- |
| 放鬆 | 緊張 |
| 腦波以 α 波為主 | 腦波以 β 波為主 |
| 副交感神經主導 | 交感神經主導 |
| 熟睡、吃飯、排便、泡澡、八段錦 | 上臺、趕飛機、吵架、寒冷、跑步 |
| 肌肉訓練 | 劇烈運動 |
| 血糖儲存 | 血糖釋放 |
| 免疫力上升 | 免疫力下降 |
| 腸胃健全 | 腸胃衰退 |
| 組織修補 | 組織破壞 |

## 二大模式對身體系統的影響

| | 常處於修復模式 | 常處於存活模式 |
|---|---|---|
| 精神 | 從容 | 緊張 |
| 外表 | 較年輕 | 較蒼老 |
| 體態 | 結實 | 瘦弱或肥胖 |
| 免疫系統 | 正常 | 鼻子過敏、氣喘、皮膚過敏、類風濕性關節炎、癌症、容易感冒 |
| 內分泌系統 | 正常 | 第二型糖尿病、甲狀腺亢進、腎上腺疲乏 |
| 循環系統 | 正常 | 壞膽固醇升高、動脈硬化、高血壓、心絞痛、心肌梗塞、腦中風 |
| 神經系統 | 正常 | 過度敏感、抽動、麻木 |
| 肌肉骨骼系統 | 正常 | 腰痠背痛、退化性關節炎、痛風 |
| 生殖系統 | 正常 | 經痛、不正常出血、盆腔炎、不孕、不舉、精子品質下降 |

## 99%的華人不會放鬆

「放鬆」對於抗老化非常重要，影響僅次於「營養」，是促進健康第二個精髓。這些年我從看診中發現，大多數人生病都跟情緒壓力太大、不會放鬆有關。許多失眠病人說自己睡不著覺，我請他不用擔心那麼多，就去睡覺，但他就是睡不著，滿腦子煩心事，無法放鬆。

很多人胃潰瘍、胃食道逆流、更年期症候群、自律神經失調，解決方法一樣是不要煩惱，放輕鬆，但就是做不到。雖然我有幫糖尿病人不吃藥快速降血糖的方法，但如果病人太操煩或失眠，血糖又會回升，因為腎上腺荷爾蒙一旦分泌，血糖就自動升高（這是身體的本能，為了讓身體應付緊急狀況，要準備多一點血糖在血液中，總不能在老虎來時低血糖昏倒吧）。

我常告訴病人要學會放空、放輕鬆一點。我問過許多極度緊繃的病人：「能不能坐著發呆，不要想事情？」他們都說：「不行！我一定要做事情。」也許你曾遇過這種人（說不定你自己就是），尤其華人真的是很勤奮，勤奮到一秒鐘都閒不下來。

其實，很多人都誤解放鬆了，**注意，放鬆不是懶散！**

不是懶洋洋的躺在家裡睡覺，而是要使用各種方法與技術，讓自己的腦波、自律神經處在放鬆的修復模式。

十幾年前，我開始要求病人去學太極拳、八段錦，希望他們從這些身心運動中，慢慢學會如何放鬆。結果，有些人學了三個月回來說無效，這讓我感到很納悶，因為我自己打八段錦、太極拳，覺得很有效啊！我請他們打一分鐘給我看看，結果發現他們動作十分僵硬、很不自然，沒抓到要領，完全沒放鬆。原來緊張的人，連打拳都很緊張。

瑜伽、太極拳、八段錦、靜坐、氣功，只要學得夠好，都有將腦波從 $\beta$ 波（緊張）轉為 $\alpha$ 波（放鬆）的神奇功效，當然身體的改善，自己也會明顯感受到。只是這些方法好像都有點老古董、比較費時，也有點玄奧，難以捉摸。有沒有比較科學、快速的方法？

有的，早期我在診間，讓病人用拇指與食指握住一根迷你溫度計 ── 一種生物回饋（biofeedback）的工具，藉由引導想像（guided imagery），可以讓病人看到效果，但這技術不容易推廣。

後來我終於找到「訓練放鬆」最有效的方法，因為在教學過程中，有沒有放鬆、有沒有學到要領，老師和學生都很清楚，不能摸魚。這方法就是「腦波訓練」。

## ⠿ 腦波可以透過訓練達到放鬆

現在穿戴型裝置已經進步到腦波儀，只要戴在頭上，就可以把大腦的腦波即時蒐集並傳送到腦波燈或平板電腦上。原本一個房間大的儀器，現在已經濃縮到一個晶片，放到耳機大的腦波儀裡面，而且價格合理。透過運用二十幾種特殊的技術，任何人都能在短短十幾個小時內，學會基本掌控腦波的方法。

舉例來說，第一種技術很簡單，就是把眼睛閉起來，深呼吸，腦波就偏向於放鬆。第二種技術很有趣，把你的雙手打開平舉，兩眼張開，然後左眼看左手掌，右眼看右手掌，你會發現其實是看不到的，對不對？不過此時你會看到前方中間的地方，焦距會放開，這時腦波就會放鬆，這技術在宗教裡叫「觀心」。其實各大宗教都有不少訓練腦波的方式，據研究證實，達賴喇嘛可以一邊跟人說話，一邊腦波處於 $\alpha$ 波主導的放鬆狀態。

腦波訓練和腦波儀是非常難得的技術與設備，因為基本上腦波是無法用意志控制的，就像自律神經（交感、副交感）是無法自行控制的一樣，因此才會有自律神經失調、失眠、焦慮症、胃潰瘍、胃食道逆流、壓力引起血糖失控等毛

病。不過如果我們可以掌控腦波，就等於掌控了自律神經與整個身體的運作，只要能隨心所欲把「存活模式」切換為「修復模式」，身體就不容易生病，抗老化也就變得很簡單，甚至可以提升專注力、學習力、記憶力等。

這個技術從幾年前開始運用在特殊教育兒童身上，過動兒在經過訓練後，學習能力大幅提升。緊張的學童也能因此學會放鬆。我在小學四年級到六年級時有嚴重的口吃，曾因為看到老師叫不出「老師好」而被處罰。結果壓力愈大，口吃愈嚴重；口吃愈嚴重，壓力就愈大，造成惡性循環。如果那時有這個技術，我應該可以避免很多尷尬的場面。

其實，這技術只用在學童身上未免太局限、可惜了，因為成年人更需要放鬆。為了大力推廣這技術，我在2015年2月主動參加師資班訓練，8月在美國加州診所開了四個梯次的腦波班，總共訓練40位學員，成果相當不錯。

## 腦波訓練後，女兒上臺再也不緊張了！

2013年我把小孩從美國帶回臺灣讀書。2014年初，我們家二女兒就讀小學五年級，學校剛好有歌唱比賽，老師推薦她上臺唱英文歌。她平時唱得還不錯，但上臺後雙腳一直

發抖，最後還吐了出來，這是因為沒見過大場面，太過緊張的緣故。

2015年初，我一得知腦波訓練這項技術，就送她去腦波教室上課，訓練完畢，3月正逢歌唱比賽，她又被老師推薦，這次我告訴她：「記得要放鬆喔！」腦波訓練果然奏效，這次她參加歌唱比賽，從頭到尾輕鬆自若，和去年真是不可同日而語。又過了幾個月，參加小學畢業典禮，上臺致詞也沒問題，一點也不緊張。為什麼？因為她懂得隨心所欲放鬆腦波。

目前訓練腦波最好的工具，是腦波儀配上腦波燈，當頭上戴了腦波儀之後，外形像耳機的腦波儀可以偵測我們額頭上的腦波，把訊號傳遞到腦波燈，以燈光顏色告訴我們，大腦是處於放鬆或緊張狀態，這就是所謂的「生物回饋」。

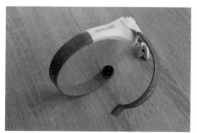 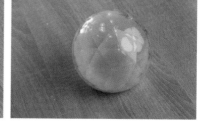

■ 顯示大腦訊號的腦波儀與腦波燈

燈光顏色分為紅、橙、黃、綠、藍、靛、紫，就是彩虹的七色。紅色表示最緊張，紫色表示最放鬆。一般人沒經過訓練，無法隨意控制腦波，腦波訊號會飄來飄去，一下緊張，一下放鬆，各種燈色跳來跳去。但訓練之後，就能用意志控制大腦的放鬆與專注程度。

我家二女兒經過訓練之後，可以在兩、三秒內就進入最佳狀態 —— 紫燈。我把影片放在網路上，有興趣的人可參考以下網址：http://youtu.be/yQfOE6hWDUA（行動裝置可掃QR Code觀看）。當腦波訓練到高階課程的時候，要能一邊畫圖一邊放鬆至紫燈，一邊算數學題仍維持在紫燈。若做到這個地步，世界上就沒什麼事情可以干擾你了，遇到再煩惱的難事都能輕鬆面對，這是很多宗教人士修練一輩子所追求的境界。如今科技已進步到可以用很科學、很有系統的方式，幫助人快速達到這個目的。

之前我曾提到，現代很多人失眠睡不著、自律神經失調、胃潰瘍，難以放鬆，遇到一點芝麻蒜皮的事就心慌意亂，就是因為沒有受過腦波訓練的緣故。那麼，為何不訓練自己一下呢？如果你家小孩有學習障礙，不能放鬆或專注，為什麼不讓他學呢？這技術就像騎腳踏車一樣，如果不學，一輩子都不會騎，一旦學會了，一輩子都會騎，即使一段時

間不騎而生疏了，複習一下又會了。

我對「活到老，學到老」真的很有感觸，因為有太多新技術需要學習，只可惜沒人教或不曉得哪裡可以學。對我來說，不論是演講、開課、出書，最重要的目標就是將這些難得的知識與技術傳遞給需要的人，提升全民的身心健康與生活品質。

## 其他能放鬆、減少死亡荷爾蒙的方法

除了腦波訓練，還有哪些方法可以達到放鬆、減少死亡荷爾蒙分泌的目的呢？當然有好多事情可以做，只是絕大部分的人都不會，我們接下來就來討論幾個。

### 隨身專屬按摩師

先問一個問題：「邱吉爾、甘地、蔣中正、毛澤東、鄧小平、老布希這幾位名人，有什麼共通點？」答案有三個：

■ 都是領袖
■ 長壽
■ 都懂得紓壓放鬆

身為領袖，壓力絕對很大，不過他們都很長壽：邱吉爾90歲、甘地78歲（非自然死亡）、蔣中正87歲、毛澤東82歲、鄧小平92歲、老布希目前91歲（截至2016年還活著）。經過調查，這幾位名人有一個共通的紓壓方式，就是都有自己專屬的按摩師。蔣宋美齡也很懂得紓壓，每天讓專屬按摩師幫她按摩，一直活到107歲。

**按摩可以紓壓，調整大腦的腦下垂體，降低腎上腺荷爾蒙的濃度。一雙訓練有素的雙手，可以在十分鐘內讓緊張的人放鬆、使冰冷的手腳溫暖、讓暈眩慢慢減緩、把疼痛逐漸化解、讓虛弱的人恢復元氣、使失眠的人打阿欠進入夢鄉。**但並不是每位按摩師都有這種功力。

我讀臺大醫學院時，曾修過二個學分的按摩學，有學到標準的瑞士按摩法（Swedish massage），但覺得效果不如期望，後來也曾在歐美國家給人按摩過，總感覺美式按摩有點像「隔靴搔癢」。

在臺灣，有一些按摩師傅會讓你痛得要命，但師傅總說「愈痛愈有效」，而且還會事先警告你，隔天會全身痠痛，像被人毒打過一樣。我曾經讓好幾位這樣的師傅按摩過，隔天真的像被毒打一樣，痠到爬不起來，為什麼會這樣？因為他按錯穴位了！

當人被毒打的時候，會分泌疼痛物質（substance P），所以隔天全身會很痠痛、提不起勁，按錯穴位也會如此。大部分按摩師都沒有按到重點，導致許多人對按摩有不好的經驗。

其實真正的按摩不會痛，如果被按到正確的穴位，感覺是很舒服的，臺語說的「痠軟痠軟」，這種痠會讓人從內心發出微笑，痠得很享受。按錯或按對，結果相差很大。

**最佳的按摩時間是在晚上洗完熱水澡後、入睡之前。**我和上述名人一樣有自己專屬的按摩師，那人就是我太太；而我太太也有專屬按摩師，就是我。其實家人就是最好的專屬按摩師，彼此按摩不但能促進健康，也促進感情。我們家三個小孩，老大今年15歲、老二12歲、老三5歲，從小就開始訓練按摩技術，現在三個都很會按摩，連5歲的老么按摩技術也不賴呢！

我常跟太太開玩笑，說她是蒙古醫學院的資優生，內人按摩技術真的不錯，雖然全家人的按摩都是我教出來的，但她青出於藍更勝於藍。我們也打算把這些技術傳給大家。未來我會開夫妻按摩班、親子按摩班，教導大家如何正確幫家人按摩。

## 提升睡眠質與量

前面我提過熟睡對大腦排毒的重要性，在這裡要再全面探討「睡眠」這件事。首先，我們要知道，**睡眠是所有抗老化、治病強身的療法中，最重要的一環**，遠比吃飯、運動、補充營養品還重要。俗話說「吃飯皇帝大」，但我認為「睡覺皇帝大」。

**睡眠其實不是浪費時間，不是偷懶，而是在進行一件重要的工作 ── 修補。**睡得飽、睡得香甜深沉，能減少死亡荷爾蒙（腎上腺皮質醇和腎上腺素）分泌，並且促進抗老化荷爾蒙（生長激素和褪黑激素）的分泌。生長激素對小孩很重要，晚上分泌能幫助生長，所以小孩睡眠時間一定要夠。

當然，生長激素對成人也重要，能修補人體受損的細胞與器官。如果不睡覺，身體就不能修補，幾天之後會抓狂，再過幾天就會死亡。

然而，臺灣人、日本人好像一直把睡眠看成浪費時間的事。有人告訴我，睡太多會被爸媽罵，或是被先生、老婆責備。不曉得你家裡有沒有這種觀念？大部分華人都認為，睡眠太多是一種「懶散」的行為，甚至孔子在二千多年前因

為宰予大白天睡覺而說：「朽木不可雕也。」意思是宰予睡太多，真是沒救了！不過我要替宰予講話，說不定他是生病了，可能有荷爾蒙失調之類的問題，應該去看醫生，治好了病就可能恢復正常。

要怎樣才能提高睡眠的質與量呢？有以下幾個重點：

## ■ 新鮮空氣使睡眠更有效率

我做過多次實驗，在原始森林環繞的有機農場過夜，如果把門窗打開，讓戶外新鮮空氣進來，睡眠六個小時就有平時八個小時的效果，這是因為含氧量高、空氣負離子多，對身體修補很有幫助。反之，若是門窗緊閉，整個晚上只呼吸一個房間容量的空氣，其實氧氣是不夠的。

有人會說：「夏天天氣熱還可以開窗，冬天怎麼辦？北臺灣的冬天，寒流來要怎麼開窗睡覺呢？」我的祕密武器是毛線帽和鵝絨被，可以在攝氏7度的氣溫下開窗睡覺，也不會覺得冷；不過前提是呼吸道要健康，有肺部疾病的人，可能要開暖氣或裝熱交換機。

## ■ 全暗的環境讓眼睛休息

**不要開小夜燈睡覺，因為褪黑激素在黑暗中才會分泌**

得多，使我們的睡眠深沉。為了安全（怕半夜起來跌倒）必須用小夜燈的家庭，我建議用感應式的，睡覺時不亮，起身時才亮。窗外有路燈的話，最好能做不透光的窗簾遮光，讓房間盡量保持全暗。**如果實在是無法隔絕光線，可以戴眼罩睡覺。**

我使用睡眠偵測軟體SleepBot和Sleep Time來偵測自己的睡眠，**發現每天早上五、六點之後，睡眠一定會變淺，原因是天亮了，陽光照到眼睛，抑制松果體分泌褪黑激素。**觀察到這情況後，我都會在半夜起床上廁所後戴眼罩，這樣就能熟睡到自己想起床的時間，整個睡眠因為熟睡時間延長，品質提高許多，身體也變得更有精力。

### ■ 安靜的環境讓耳朵休息

我在新店山上的實驗農場，環境非常天然，有一條終年流水潺潺的小溪，實在非常難得，不過也因此有個缺點，就是晚上水聲有點吵，到了春天蛙鳴此起彼落，讓人整晚無法入眠。

面對這種情況，只要戴合身、高品質的耳塞睡覺，問題就解決了。當然，一開始戴耳塞入睡一定會不習慣，但一個月後反而覺得戴耳塞很有安全感。

## ■ 遠離電磁波

我曾連續三天頭部靠著無線分享器（wireless router）睡覺，結果出現頭暈的症狀。從那天起，我盡量讓睡覺環境的電磁波維持在最低狀態，睡前一定關閉無線分享器，把手機切換成飛航模式，至於鄰居的無線分享器，關不掉也沒關係，因為訊號比較弱，如果真的要徹底隔絕，就要在臥房的房間牆壁設置防止電磁波的金屬網。

## ■ 用特殊造型的枕頭避免打鼾

打鼾會干擾睡眠，甚至使人無法進入熟睡，短期會造成腦茫和高血壓，長期會導致失智症，不可輕忽它的危害。

## ■ 白天運動量愈大，晚上睡眠愈深沉

身體白天和夜晚所分泌的荷爾蒙不一樣，白天運動量愈大，日間荷爾蒙分泌愈多，當晚的夜間荷爾蒙就會分泌愈多，睡眠也會愈深沉，這是日夜荷爾蒙的規律。反過來說，白天運動不夠，晚上就會睡不好。最典型的案例，就是療養院的臥床老人，或是住院病人，整天躺在床上沒運動，晚上就會很淺眠。而新兵訓練的士兵，因為白天操得要命，晚上倒頭就睡。

## ■ 別錯過黃金四小時

臺灣位處亞熱帶，太陽下山大約是晚上六點到八點之間。按照大自然的規律，最理想的情況應該是在太陽下山後兩小時內入睡，現代人雖然不太可能日出而作，日落而息，至少也要在晚上十一點前入睡，否則就是在熬夜。如果熬到凌晨三點才入睡，無論怎麼睡都睡不飽。晚上十一點到凌晨三點是睡眠的黃金四小時，這段時間要盡量保持在熟睡狀態，最理想的熟睡時間是每晚五小時以上。

## ■ 每天最好睡足八小時

人類平均睡眠時間是八小時，有人多一些，有人少一些。年紀漸長之後，晚上睡眠時間會減少，可以中午補眠30～60分鐘，但不宜太久，以免打亂日夜規律。我認為每天最好採取「三八策略」，就是工作八小時、休閒八小時、睡眠八小時。

## ■ 腦袋放空才入睡

很多人睡前會操煩明天的事或檢討今天的得失，其實這些都要完全放掉再入睡。

受過腦波訓練的人通常只要睡前花個五分鐘，就能讓

大腦進入 $\alpha$ 波的放鬆狀態，如此，整晚的睡眠就會很深沉、很有效率。

如果躺平之後還在想事情，不妨起身把所想的事條列下來，再回去躺平睡覺，若又想到其他事，就再起身寫，把腦中的事情全部交代在紙上再躺下。總之，睡覺時頭腦要放空，事情等明早醒來繼續想。如果不這麼做，整個晚上就會因思慮而做夢或淺眠，無法真正讓大腦休息。當然，我也建議睡前不要看恐怖片、動作片或做很用腦的事情，不然可能會做惡夢，導致死亡荷爾蒙分泌。

## ■ 避免體內的干擾

建議睡前三個小時不要吃東西，以空腹狀態入睡，才不會因為營養與熱量過剩而干擾了睡眠。也不鼓勵用飲酒或服用安眠藥的方式來助眠，這些都會造成體內的干擾。

## 培養健康嗜好

一個人有沒有嗜好很重要，年輕時覺得沒差，等到年紀大了，沒嗜好的人會發現自己沒事做。很多臺灣人求學時努力讀書，出社會後努力工作，退休後就不知道要做什麼，整天不是看電視就是打瞌睡，要不然就是和另一半鬥嘴。

事實上，退休以後有好多事情可以做。

我喜歡音響。2015年夏天，我路過加州的庫比蒂諾（Cupertino），在一個estate sale（老夫婦搬到老人公寓，將舊家全部東西現場拍賣）買了一對AR喇叭跟一臺真空管擴大機，每一件年齡都比我大，總共才花140美元。回家上網一查，那臺真空管擴大機在網路商店賣800美元，真是幸運。回家後我將喇叭接上擴大機，發現實在好聽，原來這就是耳聞已久，老AR古董喇叭溫暖纖細的聲音。我跟太太說，以後我老了，可能會買一堆古董喇叭來享受，陶醉在美妙的音符裡，因為每種品牌的喇叭有不同的聲音，播放的情感也不一樣。

據說音樂可以改變腦波，因此我特地戴上腦波儀，接上古董喇叭，播放我喜歡的小提琴協奏曲，發現腦波居然定在紫燈，一共持續了15分鐘！這表示我處在一個極度放鬆與健康紓壓的狀態，這正是無數人夢寐以求的境界。試想，一個人如果可以長期處在 $\alpha$ 波的狀態，身體都處於修復模式，他是不是就不容易變老呢？是不是不容易生病呢？

因此我呼籲讀者們要盡早培養各種嗜好。如果會樂器，老了之後可以繼續彈奏，自娛娛人。如果喜歡唱歌，可以唱卡拉OK，現在唱卡拉OK很簡單，只要打開

Youtube，接上音響後就可以唱，要唱什麼歌就有，全部免費。有些人喜歡書法、畫圖、游泳、健行、騎自行車、練功、當義工也都很好。

記得有一年我在臺北錄電視節目時，遇到一位91歲的來賓，他在節目中說，69歲時疾病纏身，快要沒命。可是他去練功，練到後來不但病好了，身體也愈來愈健康。91歲的老人，外表看起來像五十幾歲一樣。不管練什麼功，重點是**身心運動可以訓練腦波、調整自律神經、促進血液循環、按摩內臟、補氣、鍛鍊肌力與耐力**。動作看似簡單，好像沒什麼了不起，但功效非常宏大，可以返老還童。基督徒的讀經、禱告、唱詩歌，也都是對身體好的嗜好。另外，**英國研究發現常逛博物館的人最長壽**，這是怎樣的因果關係目前還不清楚，但一個人若在精神上有所寄託，其實是非常幸福的事。

總之，**嗜好一定要趁早培養，不然老的時候會很無聊，而生活若失去重心，老化也會變快**。我看到很多臺灣長輩一天到晚不曉得要做什麼，只好看報紙；眼睛漸漸模糊了，就看電視，接下來眼睛愈來愈差，電視愈買愈大。其實年輕時培養多一些嗜好，老了也可以活得多采多姿呀！

# 抗老化作息的重點

- 睡覺不是浪費時間
- 成年人在睡眠中修補身體
- 睡覺皇帝大
- 新鮮空氣、全暗、安靜、無電磁波
- 涵蓋黃金四小時
- 堅守三八策略
- 可午睡 30 ～ 60 分鐘
- 白天運動愈多,晚上睡眠愈深
- 避免打鼾與睡眠中止症
- 睡前不可以想事情,必須放空
- 每晚最好有五小時熟睡時間

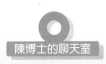

# 善用體能日記

臨床上我有一種偵測病人體能狀態的特殊方法,甚至可以預測病程的進展。此外,用這方法來預測一個人老化的速度,也是相當準確。這方法說穿了其實沒什麼,只是睡醒時檢測一下自己的體能而已。通常人在休息一個晚上之後,剛起床時,應該是體能最佳的狀態。

體能如果可以量化為0～10的話,0表示爬不起來,累到不想起床,只想躺著睡覺;10表示精神特別好,可以跑馬拉松,或是可以來個全家大掃除。

我在診間,常會要求病人寫「體能日記」,請他們在起床的時候,問一下自己身體的感覺怎樣?可以打幾分?是7分還是5分?每天早上起床,把當時的體能分數寫在月曆上面,一天寫一個數字就好。這日記要求不多,每天只要寫一個數字,一般人應該沒有拒絕或做不到的道理吧?但可別小看這動作,它可以反映出很重要的訊息!

我有位病人是三十幾歲的會計學博士,她跟我說:「0,每天都是0,連續兩、三個禮拜都是0。」這是我看過

最低的分數，難怪她生了病，身體一直好不起來。我發現如果長期低於5，連正常人都會生病；反過來說，如果身體有病的人，每天保持在7分以上，大部分的病都可以治得好，連癌症都可以，這是真的！病人複診時帶月曆給我看，如果平均值超過7分，病情就會好轉起來，如果平均低於5分，就不太樂觀，連正常人都會因此生病、早衰、提早老化，更何況是病人？

　　不過臨床多年我還發現一種特殊情況，就是有些人「自我感覺良好」──其實睡得不好，但因為意志力很強，打分數時自以為體能很好。此時想要分辨真假，請他去跑個一千公尺或爬八層樓，馬上就見真章。真正體能好的人不會累，但假裝自己好的人一下就露出馬腳。

# 促進健康第三精髓：
# 運動

活動，活動，要活就要動。到底運動有什麼好處呢？運動可以促進新陳代謝、促進血液循環、強化心肺功能、增強免疫力、降血糖、強化骨骼、維持關節靈活度、維持肌力、保持爆發力、保持良好協調能力、避免跌倒。

一般大自然的動物為了覓食、逃避天敵，幾乎天天都要運動。然而人類社會好像隨著文明愈進步，運動量也愈少。缺乏運動已逐漸成為全球常態。但是運動量的缺乏，將會加速身體老化。

## 愈老愈需要運動

人年輕時有本錢，不運動也還大致能保持身體健康，

但隨著年紀增長，身體機能開始衰退，就需要靠適度運動來維持身體機能。換句話說，**人愈年長就愈需要運動**。不過現代社會卻是年輕人經常運動，而年紀愈大的人就愈懶得動。

好逸惡勞、好吃懶做是人的天性——這點大部分人可能都不想承認，但如果可以坐下，一般人是不會想站著的；如果可以搭車，很少人會選擇走路。為了健康，我們都知道要運動，但年紀愈大，似乎有愈來愈多藉口不去運動，例如說自己體力不好、肌肉沒力氣、哪裡痠哪裡痛，不想運動……永遠有無數的藉口可說。

不過，運動這種活動是很奇妙的，**平常沒運動習慣的人，很難說服他去運動**，因為他就是不想動；**愈常運動的人，卻愈想運動**，想叫他別運動還做不到。沒想到「靜者恆靜，動者恆動」這個牛頓力學第一定律，居然能應用在人類運動這件事上。

俗話說：「萬事起頭難。」這描述也很貼切，**一個人只要有辦法突破起初的障礙，下定決心要運動，堅持運動一段時間，就會慢慢喜歡上運動**。這是因為享受到運動的好處，運動不但能讓身體感覺變年輕，也會讓大腦產生腦內啡，產生上癮的愉悅感，使人願意持續運動下去。

## ⁛ 勞動不等於運動

很多家庭主婦告訴我，她們每天要煮飯、洗衣、帶小孩，忙得要命，運動量應該很足夠吧？我美國診所也有不少病人在郵局工作，他們認為自己每天搬東搬西的，應該不必再運動了吧？很可惜，這些都是「勞動」而不是「運動」。

勞動和運動差在哪？可以參考下方的對照表，簡言之，勞動是反覆的、不得已的、不能隨心所欲的、耗損體力的。運動是間歇的、心甘情願的、隨性的、培養體力的。

勞動與運動的比較

|  | 勞動 | 運動 |
| --- | --- | --- |
| 元氣 | 虛乏 | 飽滿 |
| 心態 | 不得已 | 心甘情願 |
| 部位 | 單一 | 輪流 |
| 強度 | 低 | 高 |
| 休息 | 被動、缺乏 | 主動、足夠 |
| 時段 | 重複 | 靈活 |
| 肌肉 | 耗損 | 增長 |
| 時間 | 較久 | 較短 |
| 做完 | 疲累感 | 精神飽足 |

這樣看來，心態好像滿重要的喔？沒錯，我的丈母娘在掃地時，就當作自己在打高爾夫球，所以她愈掃愈快樂，邊掃地邊哼歌，就把勞動變成了運動。不過我也看過很多老人家抱怨自己很可憐，老了還要自己掃地，為什麼子女都不來幫忙掃（因為子女都在外頭為事業家庭打拚啊！）本來退休後藉著掃地來活動筋骨是個很好的運動，結果心態一偏，有益身心的事變成苦差事，運動也就變成勞動了。很多事其實沒有好壞之分，但一念之間，我們可以把好的變成壞的，也可以把壞的變成好的。

最近我整合多年來的經驗與心得，得出一個結論：**勞動是「力在氣先，氣在意先」；運動是「意在氣先，氣在力先」**。用較通俗的話來說，勞動是事情拖著身體走，是被動的；運動則是在休息充足、精神飽滿、肌肉充滿力量時，自己有興趣主動去鍛鍊肌肉，讓它更強壯。所以我們的身體在動作時，是**氣虛收縮或氣足收縮**，結果會有很大的差別。另外，在鍛鍊時要特別注意，**必須有足夠休息，才能增長肌肉，太操勞反而會耗損肌肉**。

我有個親戚，做事一向認真，現在雖然老了，還是和20歲一樣拚命，不管是掃地還是整理庭院，一做就是四小時甚至一整天，中途都不肯休息，結果事情做完後就頭暈、

心悸、想吐，有時必須臥床一、兩天才恢復正常。等到體力恢復又開始拚命，周而復始。後來他的問題愈來愈嚴重，甚至好幾次做到昏倒或跌倒送醫院。

我跟他說：「你應該每做一小時，休息20分鐘，然後再做一小時，休息20分鐘，這樣就可以做很久也不會透支。」他的回應是：「我從年輕就給人僱用，如果照你說的這樣做，馬上就會被炒魷魚了。」我回答：「你年輕時身體很耐操，可以靠腎上腺荷爾蒙硬撐。不過現在已經70歲了，要量力而為，用70歲的方式使用身體。況且你早就退休了，現在沒人僱用你，想做就做，想休息就休息啊！」

結果他好像有聽進去，又好像沒聽進去。一看到有事要做，又像拚命三郎去了。所以《聖經》說：「一生的果效是由心發出。」意思是**心態最重要，但也最不容易更正**。

## ⦂ 運動可以排毒、抗老

運動有無數好處，其中之一就是「流汗」，可以幫助身體排出很多廢物。不過流汗並不稀奇，「流油汗」才是關鍵。我們的皮膚有兩種腺體，一種是汗腺，另一種是皮脂腺，汗腺主要任務是排汗水散熱，皮脂腺的任務是分泌脂肪

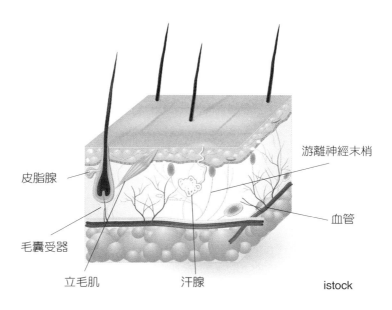

游離神經末梢

皮脂腺

血管

毛囊受器

立毛肌　　　　　汗腺

istock

■ 皮膚有兩種腺體：汗腺、皮脂腺

滋潤皮膚，順便把皮下脂肪的脂溶性毒素帶出來，也就是把
不容易排出身體的重金屬排出來，十分難得。因此流汗排的
毒素不多，流油汗排的毒素才多。

　　如果你運動完覺得渾身油膩、臭烘烘的，應該要感到
高興，因為這時你的身體正在執行重要的排毒工作，趕緊用
溫水和手工皂洗掉這些油汗，全身會覺得很舒暢。如果在公
園或戶外運動，沒辦法立刻洗澡，也要去廁所用濕毛巾把全
身擦一遍，如果不這麼做，不久後皮膚又把毒素吸回去了。

## 如何油汗排毒？

　　排油汗的重點就是要多補充水分，讓身體多流汗。由於臺灣比較濕熱，運動要流汗很容易，但在乾燥、寒冷的地區則需要多費心。若你住的區域比較乾燥，建議運動時穿長袖、長褲，用悶的方式把油汗悶出來，運動完就把又臭又油的衣服拿去洗乾淨。要注意的是一定要使用天然洗衣粉，不然螢光劑、界面活性劑、人工香料殘留在布料上，運動時會被汗水溶出，傷害皮膚。

　　當寒流來襲的時候，實在很不容易流汗，這時，我們可以使用其他類型的油汗排毒法。日本人最愛的三溫暖、泡溫泉就是一種油汗排毒法，這些大家很熟，我就不多說了。另外有一種原木做的大烤箱，人可以坐在裡面，用遠紅外線加熱，把全身油汗烤出來。以前我住在西雅圖的那十幾年，一直很想買一座裝在家裡浴室，但始終沒買，而是發明了「春捲療法」。

　　「春捲療法」絕不是要你去買春捲來吃，大致做法是先沖熱水澡，之後不穿衣服，用棉被把全身包得像春捲一樣，讓身體大量發汗，把油汗逼出來，慢慢的讓身體放輕鬆，如果想睡就睡。等20～30分鐘醒來後，會發現棉被是溼的，

但皮膚是乾爽的，全身感到輕盈且無比順暢。

剛開始做的人，被單會黏上很多油汗，會臭，每次都要洗淨、換新。這招可以說是排毒、抗疲勞、抗老化，甚至抗癌的好方法，不過癌症不好對付，要連續一年每天做才能好轉，對這部分有興趣的話，詳細內容可以參考以下網址：http://www.thpa.tw/DOC_1930.htm（行動裝置可掃QR Code觀看），一定要仔細看、做正確，否則做錯會感冒。

說也奇怪，不管是清水斷食、運動排汗或春捲療法，做過幾次之後，身體的味道就會逐漸改變，原本身上的臭味、怪味都會慢慢消失，轉為清爽的味道，而且體力會變好，外表看起來也顯得更年輕。

不論是哪一種排油汗的方法，加上食用維生素B群裡面的B3（也就是菸鹼酸），會促進血管放鬆，排出更多毒素。如果藉由運動排油汗，可以補充胺基酸鈣鎂，放鬆神經與肌肉，讓肌肉不會過度緊繃。

## 油汗排毒法重點

● 運動時必須大量流汗
● 注意運動必須循序漸進

- 運動時必須補充大量水分
- 建議補充菸鹼酸與鈣鎂錠
- 注意沖澡、擦汗
- 三溫暖、泡溫泉
- 遠紅外線大烤箱
- 春捲療法

## 雙腿是身體的健康存款

　　我有二種簡便的方法，可以快速檢測一個人的老化程度，甚至可以預測他離死亡還有多遠。

### 「抓捏大腿」判斷老化程度

　　第一種方法叫「抓捏大腿」，這是我在30年前發現的方法。把你的右手打開，用整個手掌握住大腿，用力抓捏，感受一下大腿肌肉的結實程度。大腿肌肉愈結實，表示這個人愈年輕，如果軟趴趴，表示這個人愈老，離死亡愈近。

　　為什麼透過這方法就可以判斷一個人的老化程度呢？這是因為**肌肉張力與健康成正比**。一個人全身肌肉有70%在下半身，而大腿肌肉占了舉足輕重的地位，不管是站立、

行走、蹲下，大部分的日常活動都需要用這塊肌肉來收縮，大腿肌肉愈強，體力自然愈好。

因此有人說，大腿好比是一個人的「健康存款」，大腿愈結實，存款愈多。另一種說法認為，左右大腿是人體的二個醫生，隨時看顧我們全身的健康，如果這兩位醫生虛弱了，我們身體也就老了。如果把這兩位醫生照顧好，即使活到80歲，我們的生理年齡還是會很年輕。

## 「坐下起立」可預測死亡機率

第二種檢測方法，叫做「坐下起立」測試（sitting-rising test，簡稱SRT），這是巴西的醫生艾歐喬（Claudio Gil Araujo）發明的方法。請受試者先站立，徒手盤腿坐下，然後再站起來，不可攙扶任何東西。

■ 坐下起立測試扣分原則：

1. 手掌接觸地面扣1分（若兩手掌同時接觸地面則扣2分）
2. 膝蓋接觸地面扣1分（若兩膝同時接觸地面則扣2分）
3. 手肘接觸地面扣1分（若兩肘同時接觸地面則扣2分）
4. 手撐膝蓋或大腿扣1分（若兩手同時支撐則扣2分）
5. 大腿側接觸地面扣1分（若兩大腿側接觸地面則扣2分）

分數愈高愈好。得分在8～10分之間，表示身體還不錯。若介於3～7分之間，表示身體出了問題，未來六年內死亡機率比8分以上的人多兩倍。如果低於3分，表示事情嚴重了，未來六年內死亡機率比8分以上的人多五倍。這測試主要是評估一個人的肌力、關節活動度、平衡感、協調性、體重，而這些項目剛好與是否長壽有密切的關係。

　　老人家最怕跌倒，據美國統計，65歲以上老人，其中有三分之一每年跌倒一次。一旦跌倒，程度嚴重的必須臥床，不但肌肉萎縮、肌力下降，全身各大器官也跟著退化。若老年人跌倒導致髖關節骨折，有四分之一會在半年內死亡。

## ⠿ 肌肉對抗老化非常重要

　　在談如何運動之前，我一定要讓讀者知道肌肉的重要性。一般人只知道肌肉發達的人，日常生活比較有力氣、不容易受傷，能做家事、搬重物、行走跑跳等。其實，**肌肉在抗老化方面有非常重要的地位，因為它有儲存血糖、調節血氧、提高新陳代謝率等作用。**

## 肌肉的抗老作用

**儲存血糖**：肌肉在收縮時，會把血糖從血管帶進肌肉細胞內轉換成肝醣。這是什麼意思呢？簡單說，鍛鍊肌肉可以讓血糖比較穩定，而且肌肉內的肝醣可以提供源源不絕的能量，就會讓人比較有耐力、有體力、有衝勁。反之，肌肉萎縮、肥肉充斥的人，就顯得無精打采，稍微活動一下就氣喘吁吁。

**調節血氧**：肌肉裡面含有肌原蛋白（myoglobin），平時可以儲存氧氣，當血中氧氣不足時，它會釋放氧氣到血液中，以免血氧不足，造成頭暈、眼花等症狀。由於肌肉可以儲存氧氣，收縮時不需要完全依賴血液中的氧氣。也就是說，**肌肉愈多的人，含氧量就愈充足，全身的生化反應愈有效率，不但愈有體力，各大器官也愈健康。**

**提高新陳代謝率**：肌肉多的人新陳代謝較高，體溫高，比較不怕冷。反之，肥肉多看起來好像可以保暖，但事實上新陳代謝較低，體溫低，比較怕冷，也就容易生病。而且肌肉愈多，愈容易燃燒脂肪，愈不會有多餘的肥肉。所以想要減肥的人，一定要想辦法增加全身的肌肉量。**對減肥者來說，最重要的運動絕對不是跑步，而是肌肉訓練。**

此外，肌肉還有保護關節的作用。若是肌肉無力，關節就容易扭傷或脫位，因此核心肌群、關節旁的小肌肉都必須強壯健康，才能避免關節扭傷或閃到腰。如果老人家的肌肉強壯，加上關節靈活，就不容易跌倒，也比較容易保持體能狀態。

## 肌肉能促進生長激素、肌肉激素分泌

老舊的肌肉細胞就像老化的橡皮筋，遭遇運動時的收縮或拉扯就會斷裂。值得一提的是，當肌肉細胞斷裂後，腦下垂體就會分泌生長激素（human growth hormone，簡稱hGH），促進新的肌肉細胞生成。前面我們談過生長激素好處多多，兒童和青少年需要它才能成長、發育；成年人需要它才能維持年輕，所以，這就是為什麼運動的人，看起來比較年輕、生理比較健康的主要原因之一。

生長激素是全身荷爾蒙的總指揮，幾乎可說是「抗老化荷爾蒙」，能大幅降低血清膽固醇與三酸甘油酯、提升肌肉強度、數目、耐力、增加骨質密度、降低體脂肪、提高性能力、提升體能、提升免疫力、提升皮膚彈性、光澤、穩定情緒、提升記憶力等。然而，生長激素也是人體內衰退最快的荷爾蒙，一般荷爾蒙要等到60歲才會分泌減半，而生長

激素的分泌量大約30歲時就只剩一半了，雖然現在可以施打生長激素針劑，但我不建議一般人這樣做，還是鼓勵讀者多做運動，促進生長激素分泌。

近年來科學家發現，下半身的新生成肌肉在收縮時，會分泌「肌肉激素」（myokine），這也是一種「抗老化荷爾蒙」，能分解脂肪、預防糖尿病、防止動脈硬化、穩定血壓、改善認知功能障礙、預防癌症……效果不輸給生長激素，而且在30歲之後還會大量分泌。肌肉激素在一般肌肉不會分泌，只有在老舊細胞被破壞後，新形成的肌肉細胞四個月內才會分泌。這個特殊機制讓我們看見，下半身肌肉等於是一個內分泌器官，我們應該時常鍛鍊下半身，讓它持續分泌抗老化、抗癌的肌肉激素[15]。

生長激素與肌肉激素這兩種荷爾蒙，就是鍛鍊下半身肌肉為何能抗老化的答案。

## 關於肌肉的壞消息與好消息

相信讀者已經明白肌肉對健康與抗老非常重要，不過

---

註15　Pedersen BK; Febbraio MA. *Muscles, exercise and obesity: skeletal muscle as a secretory organ.* Nat Rev Endocrinol 2012; 8(8): 457-465.

我要先公布一個關於肌肉的壞消息：人體肌肉在30歲以後，以每年1%的速度流失，到了50歲以後，流失的速度加快，嚴重者可高達3%！有些人到了70歲，肌肉只剩下年輕時的一半，也難怪年紀大的人體力衰退、活動力變差、平衡協調也不好，因為肌肉萎縮了，沒力氣了。這真是大家不想面對的事實。

別沮喪，讓我接著告訴你一個好消息：不論年紀大小，任何人都可以經由鍛鍊肌肉，讓肌肉量增加、肌力增強。也就是說，只要方法正確，任何年紀的人都能長出肌肉，變成健美先生或健美小姐。

**長肌肉最有效的方法，就是在身體最需要蛋白質的時候，補充蛋白質**。肌肉激烈收縮、拉扯之後需要修補，這時補充高蛋白質食物，肌肉就會長大。

反之，**長肥肉最有效的方法，就是在身體最不需要熱量的時候，補充精製澱粉或糖分**。如睡前吃飯、吃麵、吃麵包、吃餅乾、吃冰淇淋、喝含糖飲料，最容易發胖，而且是腰腹肥胖。

一樣是吃東西，吃一樣的卡路里，只要吃不同食物比例、在不同時機吃，效果完全不同。一個可以塑身、強身，一個愈吃愈肥、愈吃愈沒力。

## ﹒逆轉老化的運動方式

　　運動可粗分為有氧運動、無氧運動、身心運動。有氧運動可以強化心肺功能，無氧運動可以訓練爆發力，身心運動則可以補氣、改善末梢循環、增進平衡感與協調能力。

　　很多人年紀漸長之後，變得愈來愈懶得動，其中最主要的原因就是「氣虛」，又叫做中氣不足。這樣的人，必須要先補氣、補血。前面我們提到可以用花旗參、催化牛蒡等營養品補氣（詳見第163頁），這樣力氣就會變大，運動也不會累；另一個方式則是花二個月的時間練八段錦或太極拳。八段錦屬於身心運動，招式簡單，很快就可以學會。只要慢慢做，把意念融入動作當中，你會發現力氣愈來愈充足，講話聲音很洪亮，做事變得很有耐力，關於八段錦的介紹，可參考以下網址：http://youtu.be/2Ij6PmDls3s（行動裝置可掃 QR Code 觀看）。

　　**我建議大病初癒、身體虛弱、年老力衰的人，可以從身心運動開始，八段錦或太極拳是抗老化的入門運動**，雖然不是最重要，卻是最基本的，就像數學必須先學加減，然後才開始乘除。行有餘力之後可以加上有氧運動，更有力氣再進行肌肉訓練這類最重要的無氧運動。

另一個不想動的原因是心理因素，對什麼事都不感興趣。這時就需要從觀念著手。比較理智的人，我會試著用道理說服，讓他了解運動的重要性；比較情緒的人，就用情境去讓他心情變好，使他願意動起來。面對憂鬱症患者，則要先調好大腦血清素。

## 對身體幫助最大的運動

　　到底要怎麼運動，對身體的幫助才最大呢？標準答案是「混合運動」。愈來愈多研究證實，與其做慢跑之類的連續性、中強度有氧運動，不如做高強度、間歇性運動，對於抗老化的效果更明顯。每週運動三次、每次40分鐘，連續三個月就有明顯降三高（高血脂、高血糖、高血壓）的療效[16]。

　　混合運動又叫做「混合訓練」（mixed training）。二十幾年前歐美開始流行的循環運動（circuit training），後來流行的高強度間歇性運動（HIIT），一直到最近兩年爆紅的 crossfit training（目前無中文翻譯），都屬於混合運動。它的定義就是混合有氧運動、肌肉訓練、拉筋伸展等，讓身體

---

註16　Tjonna AE, *Aerobic Interval Training Versus Continuous Moderate Exercise as a Treatment for the Metabolic Syndrome,* Circulation. 2008;118: 346-54

在肌力、耐力、爆發力、靈敏度、彈性、平衡各方面都能均衡鍛鍊。如果只有走路、爬山，並不是算混合運動。馬拉松選手如果只訓練長跑，而不訓練肌力，肌肉就會流失。舉重選手如果不訓練伸展或心肺功能，也不恰當。

## 平蹲 ——CP值最高的運動

前面說過，全身70％的肌肉在下半身，而大腿的股四頭肌是下半身最重要的肌肉，只要把大腿訓練得結實、有力，全身各大器官的功能都跟著會變年輕，甚至臨床上很多中老年人生殖能力都因此恢復。因此我認為最重要的抗老化

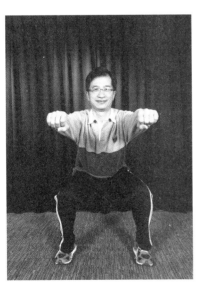
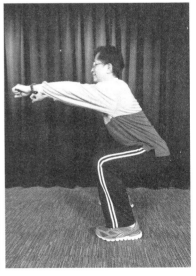

運動是「訓練大腿」。而平蹲，就是訓練大腿CP值最高的運動。

當然我前面提過，大病初癒、身體虛弱的人應該做八段錦之類的身心運動。至於沒有病痛，想促進健康的人，「平蹲」就是最好的選擇。因為人在蹲下的時候，主要靠大腿收縮，所以，這是訓練下半身最有效率的運動。不過到底要蹲多低？膝蓋要多彎曲？

我認為最完美的蹲法，是蹲到大腿和地面平行，屁股微翹，此時膝蓋大約在腳尖正上方，這是最標準的「平蹲」，很多人叫它深蹲（squat）或屈蹲。首先，兩腳分開與肩同寬（也可以兩倍肩寬，這樣會順便訓練大腿內側肌肉），身體慢慢往下蹲，屁股要微翹，上半身要一直線，不可彎腰駝背。為了保持全身平衡，雙手可向前平舉。蹲到大腿與地面平行的時候，停頓幾秒鐘，然後再慢慢起立。

切記，大腿和地面平行這一點很重要，因為如果再蹲下去，就容易讓膝蓋受傷，老人家軟骨和韌帶較脆弱，比較不適合平蹲，可以「半蹲」，就是小時候不聽話，被老師罰的那一種，比較輕鬆。如果年輕人平時缺乏運動，沒力氣蹲到大腿和地面平行，也是從半蹲開始，配合拉筋，慢慢愈蹲愈低，最後就可以做到平蹲，整個下半身的靈活度也會大幅

提升。

　另一個重點是屁股微翹，這非常關鍵，如果屁股不翹，膝蓋會往前超越腳尖很多，這時膝蓋的彎曲度高達150度，使人負擔太重，甚至根本就無法做到。如果屁股微翹，膝蓋彎曲度可降到100度，比較容易執行。

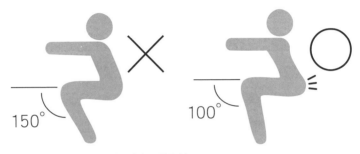

■「屁股翹不翹」是平蹲正確與否的關鍵

　初學者可以先蹲五秒鐘試試看，慢慢增加到10秒、15秒、20秒，等到可以蹲60秒時，表示肌力已進步許多，此時可以開始負重，例如舉啞鈴或槓鈴，蹲下→站起→蹲下→站起，肌力就會愈來愈強。運動完畢30分鐘內，如果吃高蛋白飲食，可以補充流失的肌肉，肌肉就會逐漸長大，大腿肌肉也會愈來愈豐滿。順帶一提，身上的肥肉會隨著肌肉逐漸長大而快速消失，全身線條將愈來愈優美。

## 「爬山」也是很好的下半身運動

如果覺得平蹲太無聊，可以退而求其次，以爬山來鍛鍊大腿肌肉。山坡愈陡，訓練的效果愈好。以前我在榮總工作時，每天下班都會去醫院後面的軍艦岩爬山，效果很好。住在都市的人若沒山可爬，也可以找商業大樓或住宅大廈，從一樓爬到頂樓，再搭電梯下來。為什麼要搭電梯下來？因為下樓梯訓練肌肉的效果不大，反而容易讓膝蓋受傷。另外，爬樓梯最好「一次爬兩階」，因為一般樓梯只爬一階，關節的伸展和肌肉的收縮不太夠，需要爬二階才會訓練到大腿。當然，如果你是爬中正紀念堂那種大階梯，就不用一次爬兩階。

如果住家附近都是平地，沒山也沒大樓，那怎麼辦？沒關係，我還有一招，可以讓人在平地也有爬山的效果。方法很簡單，就是走路的時候，往前跨出的那一步是弓箭步，起身時就有類似爬山收縮大腿的效果，然後另一隻腳再弓箭步跨出去，這樣即使是住在嘉南平原也可以爬山了！

## 特殊的「原地跑步」法

沒空間、沒時間運動的人，還可以用一招 —— 原地跑

步。不過這不是一般的跑步方式，而是用比較誇張的擺動方式，原地大幅度伸展肩關節、髖關節、膝關節。精確的動作不容易用文字描述，我錄了影片，讀者可以到我的youtube觀賞：http://youtu.be/2xI0fJ0J06Y（行動裝置可掃QR Code觀看）。

這種原地跑步的方式，由於沒有真正跑起來，所以不會造成膝關節和踝關節的劇烈衝擊，和真正的跑步不同，比較不會受傷。跑步有多傷？以前我在美國工作時，物理治療師的同事都說，他們看到路上每個在跑步的人，看起來就像一張張鈔票，因為一定會受傷，日後就會來接受治療。

## 有目的的活動

以上的各種運動都比較單調。以前我在復健科實習時發現，要病人做手肘「彎曲、伸展」一百次，他可能做不到五十次就喊累了。但如果叫他打羽毛球或乒乓球，一樣的動作做一百次也不會累，這就是所謂的「有目的的運動」（purposeful activity），因為運動者的注意力轉移在樂趣上面，就不枯燥了。常見的有目的活動有逛街療法、網球、桌球、推手、種菜。

「逛街療法」是我用來治療嚴重失眠患者的療法，相當

有效。其實對付失眠最有效的方法，就是每天走路3～6小時。但我絕對不會叫病人走路，而是叫他去逛街。不管是逛百貨公司、逛食品展、逛電腦展、逛傢俱展、逛夜市，只要把注意力放在琳瑯滿目的商品上，三個小時一轉眼就不知不覺過去了，所以我稱之為「逛街療法」

這十多年以來，我最喜歡的運動不是爬山、游泳、健走、跑步，也不是去健身房，而是個人嗜好——種菜。有人會覺得奇怪，種菜怎能算運動呢？其實，種菜的過程中需要很多動作，例如鋤土，拿個丁字鎬往土裡面鋤，動用到的肌肉群遠超過你的想像，這是一個非常棒的全身運動。

我拔菜是用蹲馬步或平蹲的姿勢，在夏天拔個五分鐘就已經開始流汗了。除草時也是平蹲，左手挽著大塑膠籠，右手拿鐮刀，左手、右手、兩腳、全身肌肉都在用力。

夏天晨起除草二、三十分鐘，就會流一身汗，然後雞會很高興跑來吃草（我最常除的是雞喜歡的咸豐草，可增強牠們的抵抗力），雞健康，我也健康。接著把汗擦一擦，吃完早餐就去上班。只要做這件事，我那天精神就特別好。

其餘時間則是澆澆水、搬搬東西或四處看看，把種菜涵蓋的活動全部加起來，不就是前面所說的「混合訓練」嗎？而且吃自己種的有機蔬菜，既健康又有成就感，蔬菜清

脆香甜、安心實惠，絕對不必擔心有農藥、化肥、汙染的問題，而且能和大自然親近，探索生命的奧祕，心情放鬆又愉悅，你不覺得這是一種很完美的運動嗎？

## 完全不費力氣的懶人運動法

講了那麼多有效的抗老化運動，一定還是有人不想運動，或是因臥床而無法運動，那該怎麼辦？這問題在1970年代太空爭霸的時候，已經有答案了。太空人在無重力的狀態下，肌肉會迅速萎縮，一個月骨質流失 $1 \sim 1.6\%$。為了解決這個問題，蘇聯科學家發明律動機，透過垂直震動的訓練，可以讓蘇聯太空人在太空停留得比美國太空人更久，這就是「垂直律動機」的由來。

對於懶得運動的上班族或臥床的老人家而言，這種機器是一大福音。目前醫療等級的律動機已開始在臺灣的高醫、陽明大學、臺中榮總等醫院的復健科、運動醫學科應用，對中風復健、預防跌倒、提高骨密、增加肌力、提升生長激素與睪固酮、降低腎上腺皮質醇等，也累積眾多臨床研究報告。不過，市面上律動機品質參差不齊，購買時要多留意，若使用不規則方向律動的機器，恐怕健身不成，反而對身體造成傷害。

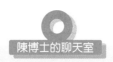

# 穿戴型裝置的美好未來

我很喜歡運用對人類有幫助的現代科技來改善生活與健康。早在1996年，那時我還住在西雅圖，院子裡已有一臺全自動的割草機，不僅幫我省下很多力氣，也常引起路人的好奇與注目。目前美國已研發全自動駕駛轎車許多年，技術日趨成熟，日本似乎也快要在2020年量產了，我迫不及待想坐上這種車子，讓它自動載我上下班。

最近幾年，穿戴型裝置（wearable devices）開始流行，由於我美國診所位在全世界頂尖科技的研發重鎮——聖荷西（俗稱矽谷），所以我常有機會和高科技公司的創辦人和工程師聊天，我很確定未來二、三十年，穿戴型裝置是人類重大的希望。透過穿戴型裝置，我們就像有一位隨身運動教練、營養師、醫師，時時刻刻照顧我們的健康、指導我們的食衣住行。

臺灣某間公司做了一種手錶，獲得2014年國際性的大獎。當你戴上這手錶後，它就會告訴你如何運動，要跑多快，怎麼減速，有沒有運動過量，像教練一樣逐步訓練你，

甚至還會知道你有沒有乳酸堆積。手錶裡面有各種程式，都是根據歐美的研究報告設計，如果不想太激烈，你可選擇適合自己的程式，一天只要跟著手錶運動19分鐘，就可以把三高降下來。

　　我在第70頁提到的睡眠軟體，目前技術雖然不成熟，但仍算堪用，建議讀者可以下載來試試看（反正是免費的）。未來軟體更成熟之後，我就能透過手錶或手機上的程式，偵測並幫助成千上萬的讀者與病患，看他們每晚睡得好不好、熟睡時間夠不夠、多少人在熬夜，雲端數據會自動分析，然後再用自動程式傳送客製化的建議，提醒他們該做些什麼、吃些什麼。同樣的方法也可以運用在飲食上，我可以知道病人吃了些什麼，該給他們什麼建議。

　　未來只要將不同的手錶、手機、腦波儀、眼鏡等穿戴型裝置加以整合，透過軟體裝到一萬人、十萬人的手機或手錶上，把飲食、運動、睡眠、血壓、心跳、身體酸鹼值、含氧量、血糖等資料，統統傳到雲端上的健康中心，再用程式分析判斷並提供建議。如：提醒使用者昨晚睡不好，是不是要吃點維生素C或花旗參、趁中午補眠一下、今晚早一點睡，以及如何飲食、運動。這等於是透過科技走到每個病人家裡，隨時提醒他。這樣的大數據是非常不得了的事情，對人類世界的衝擊將遠超過大家的想像，我一想到就很興奮、期待。

做對3件事，
年輕20歲計畫

看到這裡，相信各位讀者都已經知道「營養」、「放鬆」、「運動」的重要性，只要願意照著做，自然能抗老化、保健康。為幫助讀者能將三大精髓落實在生活中，我整理了一張計畫表，只要執行以下事項，大概二個月左右身體就會開始逆轉，達到年輕20歲的效果。

## ■ 營養

### 1. 清水斷食：

若身體有異味、倦怠、肥胖，建議先進行三天清水斷食（詳見第181頁），排出體內毒素、舒緩發炎、燃燒脂肪。復食後避開加工食物與過敏原。

### 2. 加強版食物四分法：

血糖不穩、有腰腹脂肪、腦茫、想吃零食的人，要嚴格遵守加強版食物四分法（詳見第97頁）。禁喝含糖飲料，包括市售果汁。

### 3. 睡前五小時吃完晚餐：

為了避免囤積脂肪、干擾睡眠，晚餐必須在睡前五小時吃完，睡前不可有飽足感，而要有空腹感。禁吃宵夜。

### 4. 抗老化飲食：

身體力行「抗老化飲食四大招」（見第150頁）。盡可

能做到陳博士飲食15點原則（詳見第143頁）。

## 5. 針對體質的營養品補充：

建議補充高品質有機綜合維生素，以及針對個人需要的維生素C、魚油、葉黃素、鈣鎂、鋅等特殊營養素（詳見第186頁）。強烈建議每天攝取3～6公克維生素C、10毫升魚油，並在睡前補充鈣鎂。

## 6. 特殊強效逆轉老化的食材：

感覺疲勞時，可口含頂級花旗參。為提升體力、促進腸胃、活化肝臟、恢復生殖機能，可嘗試食用催化牛蒡二個月，放在口裡融化吸收效果較好（詳見第163頁）。

## 7. 喝足量好水

不要等口渴才喝水，因為年紀愈老，對渴的感覺愈遲鈍。每日喝體重（公斤）乘以30～40（毫升）的潔淨水或抗氧化水。夏天多一些，冬天少一點。

## ■ 放鬆

## 1. 提升睡眠質量：

確保每天睡滿八小時，每晚必須熟睡五小時以上，且涵蓋晚上十一點至凌晨三點的「黃金四小時」。若要隔絕光線與聲音，可戴眼罩和耳塞（詳見第202頁）。

## 2. 避免打鼾：

使用適合自己頸部尺寸的止鼾枕，並使用免費監測睡眠APP錄下睡夢中聲音，確認是否有停止打鼾（詳見第70頁）。

## 3. 腦波訓練：

壓力大、常緊張、不容易放鬆的人，建議使用腦波燈訓練自己進入放鬆的狀態（詳見第195頁），以免除死亡荷爾蒙對身體的危害（詳見第50頁）

## 4. 按摩：

洗完澡後，和家人互相按摩，紓解的身體疲倦與痠痛（詳見第199頁）。

### ■ 運動

## 1. 每天拉筋伸展10分鐘：

每天晨起至少拉筋伸展10分鐘，再開始一天的活動。

## 2. 每天混合運動60分鐘：

30分鐘為肌肉訓練，可從最有效率的抗老化運動 —— 平蹲開始，每天100下，並逐漸增加蹲下時間，以分泌生長激素與肌肉激素。訓練必須循序漸進，建議分次進行，放慢動作以保護關節（詳見第230頁）。

30分鐘為有氧運動，若能穿短袖在陽光下運動，效果最佳。也可從事爬山、原地跑步、鋤土等其他運動。運動前要先拉筋、熱身，避免運動傷害。

### 3. 每天日照20分鐘：

天氣溫暖時，可穿短褲短袖，讓80%體表曬太陽20分鐘，提升維生素D，增加免疫力與元氣。

### 4. 流汗：

天氣溫暖時，盡可能每天運動到流汗，並盡快洗淨汗水。天氣寒冷時可嘗試春捲療法（詳見第219頁）。冬天時，手心與腳心的溫度不可低於攝氏31度。

### 5. 減少勞動，適度休息：

做家事或勞力工作不要過度，每做一小時要休息10分鐘，或是每做二小時休息20分鐘（詳見第217頁）。

### 6. 記錄體能日記：

早上睡醒後將體能分數記在月曆上，平均值必須大於7才達健康最底限（詳見第211頁）。

### 7. 垂直律動機與身心運動：

體力很差或行動不便者，較不適合混合運動，可每日用30分鐘垂直律動機（詳見第236頁），或做30分鐘身心運動（太極拳、八段錦）（詳見第228頁）來提高體能。

附錄一：

# 做對 3 件事，年輕 20 歲
## 重點總整理

1. 若人類的自然壽命可以到 120 歲，那麼 70 歲該是壯年而非老年。

2. 健康不是一蹴可幾的，而是需要細心維護。再優秀的基因也禁不起胡亂糟蹋；有疾病基因的人，更要懂得如何生活，才不會誘發疾病、未老先衰。

3. 現在年輕人動不動就視網膜剝離、黃斑部病變，為何這麼嚴重？都是滑手機造成的，尤其在黑暗中滑手機最傷眼！

4. 如果懂得紓壓、戒除壞習慣、控制體脂肪、保持肌力、適度運動、正確飲食、補充特定營養素，端粒酶就會被活化，使端粒延遲變短，不僅抗老，甚至逆老！

5. 若是破壞大於建設，就會加速老化；如果破壞小於建設，則延緩老化，甚至可以逆轉老化。

6. 現代人在「巨量營養素」（碳水化合物、蛋白質、脂肪等）方面營養過剩；但在「微量營養素」（礦物質、維生素、植物生化素等）方面則是營養不良。

7. 一個人的思想、意志和情感如果正面發展、受正面教育，他的人生就會多采多姿；如果是受錯誤教導，就會非常混亂甚至痛苦。

8. 現代人作息有兩件事做錯了：第一，睡太少了；第二，睡錯時間了。

9. 只要白天會不由自主打瞌睡，就表示你欠了一屁股的「睡眠債」，如果不補眠，長期睡眠不良，最後勢必要付出嚴重的健康代價。

10.「過勞死」就是大量腎上腺皮質醇長期分泌的結果，當然，大部分人沒有突然死亡，而是加速老化，這是現代人一個很大的問題。

11. 老化不等於生病，有些人可以老得很健康。不過，生病的確會加速老化，甚至加速死亡。

12. 為了延緩老化、逆轉老化，我們該做的第一件事情，就是避免生病。

13. 人會生病，是因為「做錯事」，但這個錯事，很可能是別人做的，結果卻由我們來承擔。

14. 生病是一種祝福，讓人謹守本分。

15. 生病的人不要難過，也不要生氣，而是要感謝，因為這是上天給我們成長的一個好機會。

16. 「健康長壽的八大原則」：正確飲食、毒素最低、作息正常、運動適度、情緒愉悅，以及良好的空氣、陽光、水。

17. 全身的器官是緊密相關的，彼此互相影響，錯綜複雜。一個器官出了問題，接下來其他器官就可能連帶受影響，導致全面加速老化。

18. 大腦排毒只發生在熟睡時，如果熟睡不足，一開始會高血壓、腦茫，最後，大腦就萎縮，導致老年失智症。

19. 腸胃道老化最重要的起因就是胃酸不足，吃胃乳片會讓問題惡化。正確的療法是補充胃酸或催化牛蒡，以及紓壓。

20. 毒素分兩大類，水溶性毒素靠多喝水，從腎臟排出，脂溶性毒素則必須活化肝臟解毒功能，否則就會加速老化或誘發癌症。

21. 臺灣和美國一樣，有三分之一的人口有血糖擺盪效應，處在「糖尿病前期」，此時空腹血糖值雖正常，但胰島素已超標。

22. 糖尿病不是血糖的問題，是胰島素的問題，胰島素抗性才是糖尿病的根源。

23. 四十年來，美國糖尿病學會建議的飲食準則，澱粉熱量占總熱量55~60%，難怪大部分糖尿病患照做之後，血糖會失控。

24. 最適合糖尿病的療法是低澱粉飲食，並配合肌肉訓練。

25. 骨質疏鬆的人，如果補充鈣鎂之後沒改善，就要考慮補充維生素D、胃酸、維生素C。女性可考慮補充天然黃體素。補鈣時一定要同時補鎂，才不會結石。

26. 葉黃素加維生素 C，可逆轉大部分眼睛老化的問題。花粉季節來之前一個月開始服用，可有效預防花粉引起的過敏性結膜炎。

27. 牙齒若要抗老化，善用牙刷、牙線、牙間刷就可搞定。另外注意唾液要保持在弱鹼性，以及全身含氧量要高。

28. 高血壓患者若用天然方法改善末梢循環，通常在幾個月內就可控制住血壓，但若用西藥控制，常要服藥一輩子。

29. 打鼾會導致高血壓，長期下來會導致失智症，建議先嘗試特殊止鼾枕改善打鼾。

30. 大魚大肉對血管的傷害，不是因為膽固醇，而是同半胱胺酸，體內維生素 B 群若足夠，就能避免傷害。

31. 無論是男性排精液或女性排月經後，接連幾天身體會很不舒服甚至生病，就是早衰的現象。

32. 全身最「細皮嫩肉」的地方在「肚皮」，因為長期避開了紫外線，又保持濕潤，因此最不容易老化。

33. 在這知識爆炸的年代，存在太多謬誤與迷思了，我們必須培養分辨是非的能力。

34. 想要身體健康，需要具備正確的觀念與正確的技術。

35. 大道至簡，任何人只要確實做對「營養」、「放鬆」、「運動」，就可獲得健康、延緩老化，甚至整體年輕 20 歲。

36. 大部分人吃東西是根據「喜好」和「預算」來考量，而不是根據「營養」的多寡與「恰當」與否。

37. 早餐最重要，其次是午餐，晚餐可以少吃或省略。

38. 年長者最好在就寢前五個小時吃完晚餐，年輕人則要在入睡前三個小時吃完晚餐。

39. 年紀愈大愈要吃高密度營養食物，同時避免吃垃圾食物。

40. 鮑林博士說，維生素 C 有兩種劑量：「免於死亡」或「維持健康」。

41. 一個人隨著年紀增長，如果西藥吃愈多，自癒力就愈受干擾。

42. 頂級花旗參裡有些成分對腎上腺有很好的穩定作用，不但可抗老化，而且對於體力、耐力、爆發力的提升，都很顯著。

43. 催化牛蒡具備增加氣力、促進腸胃、活化肝臟，甚至提高生殖能力的效果。

44. 身體非常奧妙，會在斷食的時候把脂溶性毒素排出來。但是，不要濫用斷食，因為斷食會燃燒肌肉，而且經常斷食效果會變差。

45. 我們的身體隨時在進行「建設」與「破壞」，生理運作也可粗分為「修復模式」與「存活模式」。當我們放鬆時，腦波是 α 波，神經系統是由副交感神經主導，身體處在「修復模式」，長期處在這個模式，人就不容易老化和生病。

46. 大多數人生病都跟情緒壓力太大、不會放鬆有關，透過腦波訓練，可以讓人學會在幾秒鐘內進入真正放鬆的狀態。

47. 按摩可以紓壓，調整腦下垂體，降低腎上腺荷爾蒙的濃度。一雙訓練有素的雙手，可以在十分鐘內讓緊張的人放鬆、使冰冷的手腳溫暖、讓暈眩慢慢減緩、把疼痛逐漸化解、讓虛弱的人恢復元氣、使失眠的人打呵欠進入夢鄉。

48. 家人就是最好的專屬按摩師，彼此按摩不但能促進健康，也促進感情。

49. 睡眠是所有抗老化、治病強身的療法中，最重要的一環，遠比吃飯、運動、補充營養品還重要。

50. 睡得香甜深沉，能減少死亡荷爾蒙分泌，並且促進抗老化荷爾蒙的分泌。

51. 睡眠中要保持全暗，才能讓眼睛充分休息。不要開小夜燈睡覺，因為褪黑激素在黑暗中才會分泌得多，使我們的睡眠深沉。若無法隔絕光線，則必須戴眼罩睡覺。

52. 嗜好一定要趁早培養，不然老的時候會很無聊，而生活若失去重心，老化也會變快，英國研究發現常逛博物館的人最長壽。

53. 運動可以促進新陳代謝、促進血液循環、強化心肺功能、增強免疫力、降血糖、強化骨骼、維持關節靈活度、維持肌力、保持爆發力、保持良好協調能力、避免跌倒。

54. 人年輕時有本錢，不運動也還大致能保持身體健康，但隨著年紀增長，身體機能開始衰退，就需要靠適度運動來維持身體機能。

55. 平常沒運動習慣的人，我們很難說服他去運動；愈常運動的人，卻愈想運動。一個人只要有辦法突破起初的障礙，下定決心要運動，堅持運動一段時間，就會慢慢喜歡上運動。

56. 運動不但能讓身體感覺變年輕，也會讓大腦產生腦內啡，心裡產生愉悅感。

57. 勞動不等於運動。勞動是「力在氣先，氣在意先」；運動是「意在氣先，氣在力先」。勞動是事情拖著身體走，是被動的；運動則是在休息充足、精神飽滿、肌肉充滿力量時，自己有興趣主動去鍛鍊肌肉，讓它更強壯。

58. 在鍛鍊時要特別注意，必須有足夠休息，才能增長肌肉，太操勞反而會耗損肌肉。

59. 不管是清水斷食、運動排汗或春捲療法，做過幾次之後，身體的味道就會逐漸改變，原本身上的臭味、怪味都會慢慢消失，轉為清爽的味道，而且體力會變好，外表看起來也顯得更年輕。

60. 雙腿是一個人的「健康存款」，大腿愈結實，存款愈多。雙腿也是人體的二個醫生，隨時看顧我們全身的健康。

61. 肌肉在抗老化方面有非常重要的地位，因為它有儲存血糖、調節血氧、提高新陳代謝率、促進生長激素和肌肉激素的分泌等多重作用。

62. 生長激素是全身荷爾蒙的總指揮，幾乎可說是「抗老化荷爾蒙」，能大幅降低血清膽固醇與三酸甘油酯、提升肌肉強度、數目、耐力、增加骨質密度、降低體脂肪、提高性能力、提升體能、提升免疫力、提升皮膚彈性與光澤、穩定情緒、提升記憶力等。

63. 下半身的新生成肌肉在收縮時，會分泌「肌肉激素」，這也是一種「抗老化荷爾蒙」，能分解脂肪、預防糖尿病、防止動脈硬化、穩定血壓、改善認知功能障礙、預防癌症。

64. 有關於肌肉的壞消息：人體肌肉在 30 歲以後，以每年 1% 的速度流失，到了 50 歲以後，流失的速度加快，嚴重者可高達 3%！

65. 有關肌肉的好消息：不論年紀大小，任何人都可以經由鍛鍊肌肉，讓肌肉量增加、肌力增強。

66. 長肌肉最有效的方法，就是在身體最需要蛋白質的時候，補充蛋白質。

67. 長肥肉最有效的方法，就是在身體最不需要熱量的時候，補充精製澱粉或糖分。

68. 八段錦或太極拳是抗老化的入門運動。

69. 到底要怎麼運動，對身體的幫助才最大呢？標準答案是「混合運動」。

70. 平蹲是CP值最高的運動。

71. 垂直律動是給太空人、臥床病人、懶得運動的人，最有效的被動運動方法。

72. 逛街療法，是用來治療嚴重失眠的有效療法。

73. 種菜、拔菜、鋤土、除草，都是很棒的全身運動，一舉數得。

# 什麼是自然醫學？

## 自然醫學是歐美幾千年來的主流醫學

　　自然醫學（Naturopathic Medicine）不是中醫，也不是民俗療法，而是美國正統醫學的一支，擁有十分悠久的歷史。歐美數千年來所使用的醫學，就是傳統的自然醫學。西元1895年，現代自然醫學在路斯特醫師（Benedict Lust, MD）的倡導下正式成立，與西醫正式分道揚鑣。兩種醫學意見分歧的原因在於看待疾病的角度不同。自然醫學主張運用天然無害的方法進行治療，現代主流西醫主張以人工藥物與手術來治療。

## 現代西醫只有一百多年的歷史

　　很多人以為現代西醫有久遠的歷史，其實這是不正確的。如今在醫院和診所裡看到的西醫，實際上只有一百多年的歷史，是在十九世紀末與傳統西醫（即自然醫學）劃清界線後，逐漸發展而成。一百多年前，哈佛大學與史丹佛大學

的醫學院課程，內容不是現代西醫，而是自然醫學。

現代西醫之所以蓬勃發展，成為主流醫學，部分原因是美國政府和藥廠大規模贊助醫院，讓現代西醫渡過1929年的經濟大恐慌。更重要的因素是在第一次世界大戰前後，抗生素的發明使手術成功率大為提升；第二次世界大戰前後又發明類固醇，使許多疾病迅速被控制。從那時開始，化學製藥產業蓬勃發展，美國人自信滿滿，認為在一百年內可以用現代科技消滅所有疾病。

## ⁝ 北美現代自然醫學的興衰

現代自然醫學從1895年成立之後，曾經一度蓬勃發展，1920年前後，在全美有26家醫學院，並且有多間醫院，巔峰時期共有一萬多名醫師。

然而，在抗生素與類固醇發明之後，許多美國民眾放棄療效緩慢的自然醫學，轉而投靠立竿見影的現代西醫，現代自然醫學開始迅速衰退，加上經濟大恐慌，自費醫療嚴重受創，現代自然醫學的醫院與醫學院曾一度全部關閉。

到了1956年，奧勒岡州的波特蘭又重新開了一間現代自然醫學的醫學院。隨著慢性病逐漸氾濫，現代西醫無法控制，民眾對現代西醫漸漸失去信心，便重新對自然醫學產生

興趣，北美自然醫學院陸續開張，目前已達六家之多。

## 各國自然療法等級不同

全世界的自然療法（自然醫學）雖然都在蓬勃發展，但發展的方向與層級卻有所不同。每個國家幾乎都有自己的自然療法，像是臺灣的民俗療法，在街坊巷弄之間流傳，不用讀醫學院，也不必有執照。

英國、澳洲、德國等國家有自然療法學校，提供學士學位的教育訓練，畢業後可從事諮詢服務，但並不具備診斷、開藥的醫師權利，充其量可稱為「自然療法諮詢師」。而美國與加拿大的自然醫學訓練是全世界最高等的，與現代西醫的醫學院一樣屬於學士後醫學系，必須經過嚴格的醫師訓練及多階段的醫師執照考試，畢業後授予自然醫學博士學位（Doctor of Naturopathic Medicine, ND），考上全國性執照後，可申請州政府的自然醫學醫師執照（Naturopathic Physician 或 Naturopathic Doctor）。

由於層級不同，在英國、澳洲拿的自然醫學學位無法參加美國的醫師執照考試。另外，由於美國是自由國家，人人可以辦大學，因此函授學校很多，目前至少有十家大學提供函授的自然醫學博士學位，但這類函授學位通常不具法律

效力，既不能考執照考試，也不能從事醫療行為。

## 現代自然醫學與主流西醫的六大差異

### 一、選擇較無傷害性的醫療方式（First Do No Harm）

　　自然醫學採用天然的藥物或方法來治病或診斷，如：精確選用歐美草藥、同類療法製劑、高劑量天然營養素、肌肉骨骼調整、針灸、飲食與生活型態調整、身心運動等，協助身體痊癒，避免產生副作用。盡量不用壓抑的療法來壓抑症狀，而是用疏導方式協助身體康復。除非不得已，盡量不用人工抗生素、類固醇、合成藥物、放療、化療及大手術。

### 二、強調人體的自癒力（Healing Power of Nature）

　　診斷與治療過程中，重視身體原有自癒力，認為自癒力若被漠視，痊癒就會有障礙。透過移除干擾自癒力的事物、用天然方法激發自癒力的療癒過程，幫助病人善用與生俱來、有高度智慧的自癒力，使身體恢復健康正常的運作。

### 三、在疾病先兆期即診斷出來並治療（Prevention）

　　重視平日的預防，藉由正確飲食、生活型態與適當運動，使身體保持最佳狀態。病人定期檢查身體潛在跡象，一

旦發現疾病前兆，就立刻診斷並開始治療。雖然一般西醫也談預防，但現代自然醫學的預防遠比現代西醫積極、有效率，不是被動等到罹患糖尿病、心臟病、腎臟病後才治療。

## 四、教育病人如何保持健康（Doctor As Teacher）

醫師（Doctor）的拉丁文是Docere，原意是「老師」。所以必須要循循善誘，解說病人生病的原因，並教育痊癒的方法。病人的身體想要恢復健康，必須擔負起責任自我改變，而非完全單靠醫師開藥。

## 五、找出真正病因（Identify and Treat the Cause）

自然醫學不將重點放在壓抑身體不適的症狀（如頭痛、咳嗽、過敏），而是找出疾病根源，以求徹底解決問題，使身體恢復健康。自然醫學對病因的定義與一般西醫不同。一般西醫受還原主義（Reductionism）的影響，認為病因必須是單一且不可分割（如病毒、細菌、腫瘤等），但自然醫學認為病因可以是複雜性的（如免疫力低下、睡眠缺乏、飲食錯誤、多重毒素干擾等）。舉例來說，一個人傷風感冒，現代西醫認為是病毒感染，治療方式是殺病毒（但沒什麼西藥可以殺病毒）；自然醫學認為是免疫力低下所致，治療方式是調節免疫力。

## 六、身心靈的全人醫療（Treat the Whole Person）

自然醫學認為人的身、心、靈是不可分割的一個整體。一個人的健康受生理、情緒、精神、基因、環境與社會文化等多重因素交互影響。醫師在診斷與治療病人時，必須面面俱到，考慮到每個層面，以及其相互關係，而非武斷的把人切割成器官或系統來對待。

欲知更多自然醫學資訊，可參考自然醫學相關網站：

www.naturopathic.org

www.bastyr.edu

www.DrJamesChen.com

《做對3件事，年輕20歲》精華線上立即聽

聆聽陳俊旭博士分享逆齡之道，迅速掌握抗老關鍵！

※網址：http://goo.gl/gaMwNF

※總長度：約60分鐘

※特別感謝教育廣播電台「花花草草大補帖」節目主
　持人張曉瑩協助錄製

健康生活 BGH171A

# 做對3件事，年輕20歲
## 陳俊旭博士的完全逆老聖經

國家圖書館出版品預行編目(CIP)資料

做對3件事,年輕20歲 : 陳俊旭博士的完全逆老聖
經 / 陳俊旭著. -- 第一版. -- 臺北市 : 遠見天下文
化, 2016.03
　　面; 　公分. -- (健康生活 ; BGH171)
ISBN 978-986-320-962-1(平裝)

1.老化 2.長生法 3.健康法

411.18　　　　　　　　　　　　　　　105003197

作　者 ── 陳俊旭

總編輯 ── 吳佩穎
副總編輯 ── 周思芸
責任編輯 ── 陳子揚
美術設計 ── 周家瑤

出版者 ── 遠見天下文化出版股份有限公司
創辦人 ── 高希均、王力行
遠見‧天下文化 事業群榮譽董事長 ── 高希均
遠見‧天下文化 事業群董事長 ── 王力行
天下文化社長 ── 王力行
天下文化總經理 ── 鄧瑋羚
國際事務開發部兼版權中心總監 ── 潘欣
法律顧問 ── 理律法律事務所陳長文律師
著作權顧問 ── 魏啟翔律師
社址 ── 台北市 104 松江路 93 巷 1 號 2 樓
讀者服務專線 ──（02）2662-0012
傳　真 ──（02）2662-0007；2662-0009
電子信箱 ── cwpc@cwgv.com.tw
直接郵撥帳號 ── 1326703-6 號　遠見天下文化出版股份有限公司

電腦排版 ── 立全電腦印前排版有限公司
製版廠 ── 東豪印刷事業有限公司
印刷廠 ── 祥峰印刷事業有限公司
裝訂廠 ── 聿成裝訂股份有限公司
登記證 ── 局版台業字第 2517 號
總經銷 ── 大和書報圖書股份有限公司　電話／(02)8990-2588
出版日期 ── 2016 年 3 月 18 日第一版第 1 次印行
　　　　　　2024 年 7 月 1 日第二版第 7 次印行

定價 ── NT380 元
4713510946077
書號 ── BGH171A
天下文化官網 ── bookzone.cwgv.com.tw